中医

膏方大全

杨圆圆 陈兴娟 李京 主编

吉林科学技术出版社

图书在版编目（CIP）数据

中医膏方大全 / 杨圆圆，陈兴娟，李京主编.
长春：吉林科学技术出版社，2024. 10. -- ISBN 978-7-
5744-1796-0

Ⅰ. R289.6

中国国家版本馆CIP数据核字第2024BY3752号

中医膏方大全

ZHONGYI GAOFANG DAQUAN

主　　编　杨圆圆　陈兴娟　李　京
出 版 人　宛　霞
策划编辑　李思言　郑宏宇
全案策划　吕玉萍
责任编辑　史明忠
封面设计　李东杰
幅面尺寸　160 mm×230 mm
开　　本　16开
字　　数　180千字
印　　张　12
印　　数　1～20 000册
版　　次　2024年12月第1版
印　　次　2024年12月第1次印刷
出　　版　吉林科学技术出版社
发　　行　吉林科学技术出版社
地　　址　长春市福祉大路5788号龙腾国际大厦A座
邮　　编　130118
发行部电话/传真　0431-81629529　81629530　81629531
　　　　　　　　　81629532　81629533　81629534
储运部电话　0431-86059116
编辑部电话　0431-81629516
印　　刷　三河市嵩川印刷有限公司
书　　号　ISBN 978-7-5744-1796-0
定　　价　59.00元

前言

　　膏方历史悠久，源远流长，在中国医学宝库中占有重要的位置。作为中华民族传统医学的瑰宝之一，膏方属于中医治疗体系中的外治范畴。其独特的治疗方式，深受广大群众的欢迎。随着人们生活水平的提高，养生保健意识的逐渐增强，膏方已在民间悄然流行开来。

　　作为一种中药剂型，膏方备受历代医家的重视。其使用简便、高效、经济等特点，使得膏方的记载与应用在历代医籍中广泛存在。医家们认为，膏方具有"通治百病"的潜力，因此其在临床各科中得到了广泛应用。尤其是在清代，外治大家吴师机尤为擅长膏药的应用。

　　膏方不仅在治疗实践中展现出了显著的疗效，在理论上也得到了医学界的认可。吴师机的理论强调了外治与内治的密切关联，为医学理论提供了更加全面的视角。这一理念不仅扩大了膏方的应用范围，也为后来医家的研究和实践提供了有益的启示。历代医家对膏方的重视与应用，延续了千年智慧的光芒，为后人提供了宝贵的经验与启示。

近年来，随着社会进步以及经济的发展，膏方进入了高速发展阶段，全国各地中医药、民族医药机构也纷纷把膏方的应用和推广视作一个重要工作，为膏方学的发展提供了良好的契机。膏方使用得当，可以使人精力充沛，精神愉快，还可以延年益寿。作为中医医师，我们有必要将膏方推给大众，让人们了解膏方、熟悉膏方，并将其作为养生保健的新手段。

本书分为十章。第一章介绍了中医膏方的历史渊源、组方原则、制作方法、保存方法、服用方法、适用范围及常用药物。第二章至第八章介绍了常见疾病的膏方调理，包括内科、外科、儿科、妇科、男科、皮肤科、骨伤科，这部分对每一类疾病都做了详细的叙述，并提供了相应的膏方。第九章介绍了不同体质人群的膏方使用，包括气郁体质、血瘀体质、痰湿体质、气虚体质、阴虚体质、阳虚体质、特禀体质和湿热体质。最后一章介绍了强身健体、美容养颜、延年益寿的特效膏方。

本书收录了大量临床效果显著的膏方，每个品种都详细介绍了膏方的原料、制法、用法、功效以及主治。膏方中所选择的药物是生活中所常见到的，方便大家的阅读和应用。在写作的过程中，本书依据"不求其全，但求实用"的原则，希望能起到抛砖引玉的作用，使广大中医工作者能掌握一定的膏药理论和方法，在常规治疗之外开阔临床治疗的思路。

为了让这些宝贵的膏方能够走进普通百姓的家庭，为广大群众提供更好的医疗服务，我们特意撰写了这本书。本书的使命在于传承祖国博大精深的传统医学，通过发扬光大的方式，深入挖掘和整理膏方的临床应用范围，总结实际经验，旨在使膏方更加贴近民生，深入到百姓家庭，实现在广大群众中的普及。

对于中医药从业者而言，本书是一本极为优秀的膏方入门读物。通过阅读本书，读者可以获得对膏方更为全面的了解和认识，从而掌握运用膏方进行疾病防治的技巧。

本书旨在深入推广传统中医膏方，希望本书的呈现可以让读者更加熟悉、了解膏方，并爱上膏方。本书不仅提供了实用的医学知识，更是把对千年智慧的传承以深入浅出的方式加以呈现，试图为读者打开一扇通向中医治疗的奇妙之门。

由于作者水平有限，书中不妥之处在所难免，特请读者批评指正。读者的反馈将是我们不断改进的动力，亦可帮助我们更好地传播中医膏方的智慧，使这一医学传统得到更广泛的认可和应用！

目录

◆ 第一章
认识中医膏方

◆ 第二章
内科疾病膏方

◆ 第三章
外科疾病膏方

◆ 第四章
小儿疾病膏方

◆ 第五章
女性疾病膏方

◆ 第六章
男性疾病膏方

◆ 第七章
皮肤疾病膏方

◆ 第八章
骨伤疾病膏方

◆ 第九章
体质调理膏方

◆ 第十章
经典传世膏方

第一章

认识中医膏方

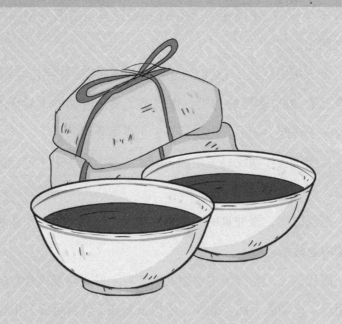

第一节　膏方的历史渊源

膏方，又称膏剂、膏滋、煎膏，属于中医"丸、散、膏、丹、酒、露、汤、锭"的八种剂型之一。膏剂以物质的精粹为基础，不仅具有凝而不固、口感甘美的特点，还具有滋养、润泽的作用。

膏剂分为外敷膏剂和内服膏剂两种类型。外敷膏剂是中医外治法中常用的药物剂型，主要用于治疗皮肤、肛肠等疾患。膏方的应用范围涵盖内科、外科、儿科、男科、妇科、皮肤科、骨伤科等多个领域，用于疾病的治疗和预防且具有强身健体、滋补虚弱之用途。

膏方历史悠久，其起源可追溯至先秦时期，文字记载始于两汉，距今已有 2000 多年的历史。在成书于秦汉时期的《黄帝内经》中已有关于膏剂的记载，比如马膏，主要供外用。

出土于长沙西汉马王堆的《五十二病方》一书中记载的治病方药中，列有膏剂 30 余方。

东汉时期，张仲景的《金匮要略》中记载了大乌头膏和猪膏发煎等内服膏剂。

唐代的《千金方》中个别处的"煎"已经与现代膏方的形式大致相符，比如苏子煎。此外，唐代王焘在《外台秘要》中也有关于"煎方六首"的记载，为膏方的发展提供了一定的文献依据。

宋代，膏方逐渐取代了煎剂，基本上延续了唐代的风格。膏方的应用逐渐扩展，用途变得更为广泛。值得注意的是，宋代的膏方兼有治病和滋养的作用。如南宋时期的《洪氏集验方》中所记载的琼玉膏，至今仍在使用。同时，膏方中包含动物类药物的习惯在这一时期延续下来，如《圣济总录》中所记载的栝楼根膏，以生栝楼根（唐以前称为栝楼根或蒌根）和黄牛脂共同熬制，具有养胃生津的作用。

明清时期，膏方进一步完善和成熟，呈现出一系列显著的特点。首先，膏方的命名更加正规，制作也更为规范化。如明代缪希雍《先醒斋医学广笔记》中提及，"膏者熬成稠膏也"，"膏"已成为滋润补益类方剂的专用名称，"煎"则转为水煎剂的同名语。明代《景岳全书》所载两仪膏，取人参、熟地黄，水煎两次，取其浓汁加白蜜收膏，治疗气血两亏，嗜欲劳伤，胃败脾弱，下元不固诸证。此外，膏方的数量在明清时期大幅增加，临床运用更加广泛。如明代《御制饮膳调养指南》中用人参、生地黄、茯苓、蜂蜜制成的琼玉膏，用枸杞子、白酒熬成的金髓煎，用天门冬熬成的天门冬膏等，均以慢火熬成膏，并有延年益寿、调养身体的作用。明代的膏方被广泛收录于各类方书之中，其组成相对简单，且在应用上呈现出较好的效果。

清代膏方的使用已成为临床治疗疾病的常用手段，广泛应用于内、外、妇、儿各科，许多膏方沿用至今。清代吴师机对膏方的理论进行了系统性的总结，在膏方的治病机制、应用方法，尤其是制作工艺等方面，均有详细的论述和较完整的总结。

清代，膏方不仅在民间广泛流传，在宫廷中也得到了广泛的应用。如《慈禧光绪医方选议》中就包括近三十首内服膏滋方，彰显了膏方在清代宫廷医学中的重要地位。这一时期的膏方不仅在数量上有所增加，而且在用药上逐渐变得更为复杂。

到了晚清时期，膏方的组成变得更加复杂，体现在药物的种类和数量上。清代名医张聿青撰写的《张聿青医案》中就包含《膏方》一卷，较全面地反映了当时医家运用膏方的经验。

以张聿青的《膏方》为例，其中的膏方用药往往已达二三十味，甚至更多。收膏时常选加阿胶、鹿角胶等药物，并强调辨证而施，这种个性化的治疗方法对后来的医家产生了重要的影响。

近年来，随着中医外科学的不断完善，膏药疗法在多个领域都取得了巨大的进展。在理论研究、临床实践、学术专著以及学术活动中，膏药疗法都得到了深入的探讨和应用。然而，这一传统疗法也面临着一些挑战。

膏方因其疗效显著、使用便捷、价格亲民等优势，深受人民群众的喜爱。但与此同时，传统黑膏药等制备工艺复杂、有效成分含量不稳定、含有铅化合物等问题使得其发展受到一定限制。这些问题需要持续的科研和技术改进来解决，以进一步提升膏方的品质和安全性。

随着科技的不断进步，高分子材料在制剂学领域得到广泛应用，为膏方开发新的剂型提供了机遇。现代经皮给药技术的运用为中药膏方的创新提供了新的可能性，增强并改善了药物的稳定性，为中医药的发展开辟了一条更为广阔的道路。

第二节　膏方的组方原则

膏方通常包含二十余味中药，属大方、复方的范畴，且其服用周期较长。因此，在制定膏方时，更应注重针对性。所谓针对性，指的是应该根据患者的疾病性质和体质类型进行调整。考虑到膏方的成分复杂，需要更加精准地匹配患者的具体情况，以达到最佳的治疗效果。

除此之外，膏方中还包含一些补益气血阴阳的药物。这些药物性质黏腻，且难以化解，在配伍的过程中，如果不根据实际情况进行合理配伍，一味地强调补益，可能会导致气血不畅，对健康毫无益处。医师在组方时需谨慎权衡各方面因素，以确保配伍的科学性和合理性。因此，在组方时需要注意以下几个方面。

1. 把握病机，辨证论治

由于膏方是增补强壮的药品，也是治疗慢性疾病的最佳剂型，医家在面对患者错综复杂的症状时，应当深入分析病因病位、正气之盛衰、病邪之深浅等因素，以全面掌握疾病的发展动态。通过仔细观察和详细地询问病史，医师能够洞察病情的细微变化，进而准确判断病因。在此基础上，医师可以深入挖掘患者疾病的根本原因，以制订固本清源的治疗方案。

2. 辨识体质, 量体用药

　　膏方的重要性在于通过药物的性质调整体质的偏差, 从而恢复人体阴阳的动态平衡。人体体质的减弱是病邪侵袭导致疾病产生的主要原因。膏方的设计旨在针对患者的具体体质状况, 采用相应的药物进行调理。比如, 老年人脏气衰退, 气血运行迟缓, 膏方多选用补益之药, 佐活血行气之品; 妇女以肝为先天, 容易肝气郁滞, 故宜辅以疏肝理气之药; 小儿脾胃虚弱, 易伤食, 宜以健运脾胃为主。

3. 调畅气血, 以平为期

　　利用药物的偏胜, 来纠正人体阴阳气血的不平衡, 以追求"阴平阳秘, 精神乃治"的中医养生和治病的主体思想。这一理念贯穿整个中医理论体系, 尤其在膏方的制定中占据主导地位。制定膏方的主要原则即通过合理的药物组合, 调整体内阴阳平衡, 激发气血的和谐循环, 以达到促进身体健康和治疗疾病的终极目标。在这一过程中, 药物的偏胜成为实现阴阳平衡的关键手段。

4. 调补五脏, 独重脾肾

　　在拟制膏方调补五脏时, 应特别关注补益脾肾二脏, 因为肾为先天之本, 而脾为后天之本。在膏方的配伍中, 常着眼于补益这两脏的功能。肾为先天之源, 膏方中通常选用具有补肾作用的药物, 如熟地黄、菟丝子、肉苁蓉、鹿角胶等。这些药物的作用不仅在于补充先天之元, 充实后天之真气, 而且有滋润肾中之阴的效果, 起到滋水涵木的作用, 同时也有补肾中之阳的功效, 可促使体内火气升腾, 土壤温暖。这样的配伍能够全面补养肾脏, 促进体内阴阳的协调平衡。

5. 补而勿滞，补泻兼施

一般而言，膏方内多含有补益气血阴阳的药物，其性质黏腻难化。如果过于纯粹地进行补益，容易阻碍气血的运行，导致邪气内滞。因此，在配方用药时，必须采用动静结合的策略，这是至关重要的。补益类药物被视为"静药"，必须搭配具有辛香走窜作用的"动药"，例如砂仁、木香、陈皮等。只有动静结合，才能够在补养的过程中避免气血淤滞，确保滋养的同时不至于过于沉重。这样的搭配使得膏方在补而不滞、滋而不腻的状态中发挥最佳功效。

6. 辨证辨病，临证互参

中药的现代研究已经揭示了许多中药的药理作用，包括降压、降脂、降糖、升压、生脉等功能，为膏方的辨病选药提供了客观依据。在开具膏方时，可以将辨证放在首位，辨病作为辅助，通过临证互参，以提高临床疗效。比如，对于高血压患者，可选择使用具有降压作用的药材，如天麻、钩藤、川牛膝、地龙、菊花等；对于糖尿病患者，可以考虑选用黄连、山药、天花粉、玉竹等药物，这些药物有助于降低血糖水平；对于高脂血症患者，可以根据辨证选择荷叶、决明子、生山楂、泽泻等药物，以调节血脂水平。

7. 慎用腥臭，避用毒药

由于膏方需要长期服用，因此其口感应该怡人。在开具膏方时，应尽量避免使用一些具有腥臭味的药物，以确保服用者在长期使用过程中能够更好地接受。此外，应谨慎使用有毒药物或含有重金属的药物，除在病情特殊需要的情况下，有毒药物的药量应偏小，避免过度使用，以免引起蓄积性中毒，对脏腑气血造成损伤。在收膏时，应优先选用患者容易接受的药材，比如蜂蜜、饴糖、冰糖、阿胶等，以改善膏方的口感。这样的巧妙设计，不仅有助于提高患者对膏方的接受度，也能够加强患者对药物的用药依从性。通过关注口感和药材选择，确保膏方中的成分更符合患者的个人口味和习惯，可以促使患者更愿意坚持长期服用。在长期服用的过程中，膏方能够更好地发挥其疗效，为患者带来更好的治疗体验。

第三节　膏方的制作方法

中医膏方是一种古老的传统剂型，是我国中药传统剂型之一。它既是药品，也是食品，因此它既具有药物的疗效功能，口味也容易为人们所接受。中医膏方的制作是一个复杂而精细的过程，涉及对中药药性、煎煮工艺的深刻理解和经验积累。这种传统制剂在继承中医药文化的同时，也为人们提供了一种方便而有效的治疗选择。

1. 准备

（1）胶类：在临床应用中，阿胶是最为常用的胶类，通常使用量为250克左右。除阿胶外，还可以选择使用鹿角胶、龟甲胶等作为替代品，具体选择可根据患者的病情和需要来确定。膏方的稠度受到胶类、糖类以及饮片中滋腻药的配比影响，因此在制备过程中需要根据具体情况调整胶类的用量。这种调整是为了保持膏方的适宜质地，确保其在使用过程中既容易服用又能够发挥预期的疗效。

（2）糖类：在制备膏方时，可选择冰糖、蔗糖、饴糖、蜜糖等多种糖类，其中冰糖是最为常用的。对于以滋补为主的膏方，其糖类的用量通常在500克左右。如果处方中包含较多苦寒药，用量可增至1000克左右，以确保味道的适宜和滋补效果的增强。如果选择使用蔗糖或蜜糖，其用量可与冰糖相仿，而若选用饴糖，则需要增加至2～3倍的量。糖尿病患者，应避免使用冰糖、饴糖、蜂蜜等高糖分的糖类，而可以考虑使用木糖醇或女贞子糖浆作为替代。

（3）酒类：在临床实践中，常采用250～500克的优质黄酒。然而，对于肝病患者来说，酒精对肝脏有刺激性，不宜使用酒类。因此，可以选择等量的冷开水来替代黄酒，用于浸泡阿胶。

此外，除了基本的准备工作，还需要准备一些特殊工具：①一个用作锅铲的竹片，厚约1厘米，长约50厘米，其中一头宽约4厘米，作为持柄，另一头宽约6厘米，削成铲状，用于搅拌和翻动药材，以确保煎煮均匀。②一个直径约20厘米的100目不锈钢筛子，用于过滤药液。这些特殊工具在煎煮中药饮片的过程中发挥着重要作用。正确使用这些工具有助于保证煎煮过程的顺利进行，并最终确保中药制剂的质量。

2. 浸泡

每一份中药饮片都必须充分浸泡在清水中，水的用量通常是药品的8～10倍。这确保药材能够在浸泡的过程中充分吸收水分，为后续的煎煮过程提供足够的原料湿度。在不同的煎煮方法下，中药饮片的浸泡时间也有所不同。对于采用常规煎煮方法的中药饮片，浸泡时间至少需要8小时，以确保药材充分膨胀和水分渗透。而对于采用加压煎煮方法的中药饮片，浸泡时间则需要至少 12 小时，以更好地溶解药材中的有效成分。

3. 煎煮

在常规煎煮方法下，处理中药饮片的步骤通常包括两到三次的煎煮过程。第一次煎煮的时间需要 1.5 小时以上，而第二次和第三次煎煮均需要 1 小时以上。每次煎煮所需的加水量约为药料的 6 倍。这个过程可确保药材充分释放其有效成分，提高药液的浓度和药效。每次煎煮后都应用压榨法取出药液，以免浪费。

如果采用加压煎煮方法，中药饮片一般需要进行两次煎煮。第一次煎煮时间需要大于 1 小时，而第二次则需要大于半小时。同样，为了充分提取有效成分，加压煎煮的过程需要合理掌握时间和温度。每次煎煮后同样需要用压榨法取出药液，以确保充分提取药材中的有效成分。

在取出药液后，应使用 60 目筛网进行过滤，并将药液合并后放置约 10 小时。这个步骤有助于沉淀悬浮的颗粒，提高药液的清澈度。待冷却后，再取上清液，使用 80 目筛网进行二次过滤，以确保药液的纯净度。这样的处理方式旨在最大程度地提高中药饮片煎煮后药液的质量和药效，使其适合后续的制剂工艺。

4. 浓缩

在制作中医膏方的过程中，煎膏人员需要将之前煎煮和过滤好的药液倒入铜锅（或不锈钢锅）中进行浓缩。为此，首先使用武火将药液加热至沸腾，然后切换至文火，持续加热并搅拌，以促使水分蒸发。同时，要仔细捞出上层的浮沫，确保最终膏方的纯净和质量。

在整个加工过程中，煎膏人员需要特别注意掌握火候，以防止药液沸腾时的溢出和锅底的黏附。这需要煎膏人员具备丰富的经验和技巧，以确保熬制过程的顺利进行。通过文火搅拌的手法，可以持续将药液浓缩至稠膏的程度，达到所需的浓度和黏度，这也是传统清膏的半成品阶段。

5. 收膏

（1）收膏方法。按处方规定，煎膏人员在上述浓缩的清膏中依次趁热兑入事先处理好的辅料及胶类等备用液，适当地调节火候，并继续加热，充分搅拌，以免粘底起焦。待锅内膏液向上涌动时，用扇子扇散锅面的热气，一则可以防止沸溢，二则可以加快收膏过程。等膏液只在锅内沸腾，不再上涌时，预示膏滋即将熬好。

（2）收膏标准。使用竹片从锅内提起成膏的过程中，观察膏液向下滴的状态，要形成三角形，即所谓的"挂旗"。这一观察步骤对于判断成膏的质地和适用季节具有重要意义。如果在"挂旗"的状态下发现有滴珠，这表明膏中仍含有较多的水分，需要进一步地熬煮。相反，如果"挂旗"较大，说明膏液的熬制时间相对较长，更适合在温暖的冬季使用；如果"挂旗"较小，表示膏液的熬制时间相对较短，更适合在寒冷的冬季服用。

6. 装膏

成膏后，必须趁热将其装入洁净、干燥的容器中，盛膏容器的清洁和干燥至关重要。在装入容器后，应立即将其移入凉膏间。为了确保膏方的质量和稳定性，凉膏的过程通常需要进行 12 小时以上的自然放凉。

在凉膏的过程中，膏方必须完全冷却后才能加盖。这一步骤至关重要，如果在膏方尚未完全冷却的情况下就加盖，可能会导致水蒸气回流，引起霉变。因此，在凉膏完成后，务必等待膏方彻底冷却后再进行加盖操作。

完成凉膏后，将加盖的膏方移至成膏间。这个步骤也是整个制膏过程中的关键环节，直接影响着膏方的保存和稳定性。移至成膏间的容器必须保持封闭，以防止外界湿气、异味或其他污染物质的侵入。这样的细致操作有助于保持膏方的新鲜度和有效成分的稳定。

第四节　膏方的保存方法

在通常情况下，一料膏方大概可以服用一个月以上的时间。大多数膏方都多含滋补药，尤其是那些荤膏，因里面含有鹿角胶、阿胶、紫河车、牛鞭等动物药，在气温偏高的情况下，特别容易发生霉变。为了不影响膏方的正常疗效，也为了不浪费药材和金钱，如何保证膏方在服用期间不发霉，这是每一位服用者必须要了解的。

1. 膏方的保存要求

膏方必须要妥善保管，应及时放入冰箱或阴凉干燥处。如果储存不当会发生霉变，不能再继续食用。在盛放膏方时，最好选择瓷罐（钵、锅）、搪瓷烧锅、不锈钢罐、玻璃罐等传统容器，忌用含铁、铝成分的罐子。

盛膏的容器一定要保持干燥、清洁，不能留一点儿水分。因为那些残留水分的容器，更容易使膏方霉变。最好准备两个容器，一个用于存放近期服用的膏方，另一个存放那些暂时不吃的膏方。膏方制好放入容器后，需待其完全冷却后，才可以盖好密封。潮湿及温度高的环境容易使膏方受热、受潮而发霉变质。膏方内无任何防腐剂，受潮后易发霉，故宜放于冰箱内。

需要特别注意的是，由于膏方服用的时间长，切忌生水，所以在每次取用膏方时要用洁净、干燥的汤匙，取完后的汤匙也不要放于膏方内，以免带入湿气，造成霉变。此外，如果汤匙尚未洗干净就立即拿来使用，或者汤匙沾有水分，或者边吃边取，必然会将细菌带入膏方中，从而导致膏方的霉变。

2. 膏方的霉变处理

在气温回升或气候潮湿的情况下，膏方表面可能会出现霉点。为了应对这一情况，可以采取一些措施来保持膏方的品质和避免对疗效造成负面影响。当发现膏方表面有霉点时，首先可使用清洁水果刀将带霉的表面轻轻刮去一层。这有助于去除霉变的部分，减轻药物受损的程度。随后，可以进行隔水高温蒸烊的处理。

在这个过程中，需要注意的是不要直接将膏锅置于火炉上，以免底部焦化。同时，避免在蒸烊过程中盖上锅盖，以允许水蒸气散发，减少湿气对膏方的影响。待蒸烊完成后，等膏方完全冷却再重新盖好，以防止盖上的水蒸气滴在膏面上。如果发现霉点较多且深处也有霉点，建议不再继续服用膏方。这样的情况可能表明膏方整体已受到较严重的污染，继续使用可能会影响用药的安全性和有效性。

第五节 膏方的服用方法

在临床实践中，膏方的具体服法通常受两个方面的影响：一是根据患者的病情确定；二是综合考虑患者的体质、季节、气候、地理条件等因素，实现因人、因时、因地制宜的个性化用药。

一般而言，传统膏方的服用时间通常从冬至即"一九"开始，一直持续至"九九"结束。冬天是封藏的季节，此时机体对于滋补性质的膏方更容易吸收和储存。因此，冬令被认为是服用膏方的最佳季节。在这个时期，患者可以更有效地吸收膏方的滋补成分，从而达到调养身体、增强体质的目的。

对于以治疗为主的调治膏方，可以根据不同季节的特点进行相应的调整。随着季节的变化，患者的体质和病情可能也会有所变化，因此在不同时令选择合适的膏方进行治疗，有助于更好地满足患者的需求。值得注意的是，现代工艺制作的膏方一般可以在一年四季都进行服用。

1. 膏方的服用方式

（1）化服

取适量膏滋置于杯中，然后用白开水进行冲泡，并充分搅拌，使膏方完全溶解，以便顺利服用。这种服用方式适用于一些中药膏方，其中包含多种滋腻药物，如熟地黄、山萸肉、巴戟天等以及一定量的胶类成分。在这种情况下，由于膏药黏稠度较高，直接服用可能不易达到理想的烊化效果，因此采用冲泡的方式更为合适。

此外，在配方中含有大量胶类成分的情况下，更需要通过充分的搅拌和冲泡，确保整个膏方均匀地烊化在溶液中，以提高服用的便利性和药效。若膏方中包含较多的熟地黄、山萸肉、巴戟天等滋腻药物，且配方中的胶类剂量较大，膏药的黏稠度可能增加，因此推荐在服用前使用开水进行炖烊，使其更易于服用。

（2）噙化

噙化，又被称为"含化"，是一种药物服用方式，指的是将膏滋含在口中，让药物在口腔内缓慢溶化，以发挥其药效。这种服用方式常见于一些治疗慢性咽炎等疾病的膏方，如青果膏等。

在噙化过程中，药物逐渐释放出有效成分，从而在口腔和咽喉部位产生局部的药效作用。这种方式有助于提高药物在口腔黏膜上的停留时间，增加药物吸收的机会，从而更好地发挥治疗效果。

2．膏方的服用时间

根据患者的具体情况和膏方的性质进行合理安排，一般包括空腹服、饭前服、饭后服以及睡前服等多个时间点。以下是一些关于不同情况下的膏方服用建议。

（1）空腹服：适用于滋腻类和补益类的膏方。在空腹状态下服用，有助于药物更快地被吸收，发挥其滋补作用。

（2）饭前服：一般膏方可以在饭前食用，这有助于药物在胃中更好地被分解和吸收。特别适用于一般性的膏方。如果患者的脾胃功能较弱，也可以选择在饭后服用，以减轻对胃的刺激。

（3）饭后服：对于滋补类和一般膏方，可以在饭后服用。这样有助于减缓药物对胃的刺激，适用于一些脾胃功能较弱的患者。通常每日服用2次。

（4）饭前1小时左右服：针对胃肠道疾病的膏方，最好在饭前1小时左右服用，以确保药物在合适的时间内对病灶产生治疗效果。

（5）饭后半小时左右服：针对心、肺等部位疾病的膏方，建议在饭后半小时左右服用，以更好地适应这些器官的生理特点。

（6）睡前服：对于具有养心安神功效的膏方，最好在睡前服用，以帮助患者放松神经系统，促进良好的睡眠。

在确定膏方的服用时间时，建议根据患者的个体差异、病情特点以及医师的建议进行合理调整，以确保药物能够在最适宜的时机发挥最佳的疗效。

3．膏方的服用剂量

膏方的服用剂量需要根据患者的个体差异和药物的性质进行科学合理的调整，且其与患者的消化功能关系密切，在确定剂量时，应特别关注患者的消化功能。初次使用时，建议使用较小剂量，然后再逐渐增加。

需要特别注意的是，对于极度虚弱的人群，不宜急功近利，避免一次性大量服用，以防"虚不受补"；对于脾胃不好的人，要根据胃口情况调整剂量，如每日先服用一汤匙，约10克，如果患者消化功能正常，或者病情需要，再改为早晚各一汤匙，以加强其治疗效果。

一般而言，一料膏方的标准服用周期为4～6周，通常从每年冬至日开始，服用五十天左右，即头九至五九，或者一直服用至立春前结束。如果准备使用二料方，建议适当提前开始服用。

4. 膏方的服用禁忌

使用膏方时，为了确保治疗的安全性和疗效，必须高度重视禁忌事项。这包括避免与药物发生不良相互作用，保持身体对药物的敏感度，以及防止可能对治疗产生负面影响的因素。谨慎遵循禁忌事项是确保患者在膏方治疗过程中能够获得最佳效果的关键措施。以下是一些关于膏方服用禁忌的建议。

（1）强调不宜用茶水冲服膏方，而且在整个膏方疗程中都应避免饮茶水。茶叶的成分可能与药物发生化学反应，影响药性的发挥，因此为了确保膏方的疗效，患者需避免同时饮用茶水。

（2）特别强调避免食用萝卜，因为萝卜具有下气的作用，可能降低膏方的疗效。在膏方疗程中，患者应注意饮食中不应有萝卜，以维护膏方的治疗效果。

（3）提醒患者禁忌食用生冷、硬、辣、油炸、烧烤以及难以消化的食物。尤其对于脾胃虚弱的患者，无论是否正在服用膏方，都应谨慎选择食物，以维持良好的消化吸收状态。

（4）强调忌食海鲜，以免海鲜中的高蛋白营养素影响药物的疗效。患者在膏方疗程中应避免食用海鲜，以确保药物的纯净性和疗效。

（5）在出现感冒、发热、咳嗽、腹泻等情况时，建议患者暂停服用膏方，待疾病痊愈后再继续。由于膏方本身属于滋腻类药物，而生病时胃肠消化吸收功能下降，继续服用可能加重病情。

（6）强调若出现任何不良反应，患者应立即停止服用，并及时咨询开具膏方的医师。不良反应如恶心、呕吐、心慌、气短等症状可能提示机体对药物不适应，需及时调整治疗方案。

总体而言，这些注意事项有助于患者在膏方疗程中更好地保持适宜的生活习惯和饮食行为，确保药物能够发挥最佳的治疗效果，同时可以降低不必要的风险。

第六节　膏方的适用范围

膏方具有治病调理、补虚调养、健体延年的功效。膏方补虚治病适用范围广泛，其中包括体质虚弱、长期疾病后康复、失血过多、年老体弱、产后体虚、慢性疲劳、失眠虚汗等症状显著的个体。对于这类人群，膏方中的补虚药物能够有针对性地强身健体、调节气血、补充营养，有助于改善整体健康状况。以下是膏方补虚治病更适合的几种人群。

1. 老年人群

生老病死是生命的必然规律，随着年龄的增长，人的生理机能逐渐衰退，身体更容易受到各种慢性疾病甚至是恶性疾患的威胁。在这个生命阶段，应用膏方进行补养，可以有效增强体质，调节生理功能，预防和缓解慢性疾病的发生，从而有助于延缓衰老过程，提高生命质量。

2. 女性人群

女性特殊的"经、带、胎、产"生理过程可以引发相关疾患，使得女性更容易出现气血阴阳亏虚的情况。加之女性生理上的固有特点，她们更易受到生理和心理的双重压力，使得身体机能更容易出现不平衡。随着年龄的增长，女性的身体容易出现各种变化，包括面部肌肤的发黄、发丝的脆弱以及更年期的到来。在这个过程中，膏方的应用具有明显的优势，通过补益人体的气血和阴阳，可以达到增强体质、防病治病、延缓衰老、美容养颜等多重目的。

3. 青少年人群

处于疾病康复期的、拒绝苦味中药的青少年等，也可以适当使用膏方进补。若疾病基本康复、症状基本消失时，就应该停用膏方，以防影响生长发育。一定要在专家的指导下谨慎用药，合理调补，可有助于青少年提高记忆力，达到益智助考的效果。青少年处在生长发育的旺盛期，即使患病恢复也较快，故一般青少年不必服用膏方。

4. 亚健康人群

亚健康是指出现疲劳、失眠、食欲不振、妇女月经不调等症状，通过内、外、妇、儿各科及各种仪器设备的仔细检查，未发现明显的器质性疾病。这类人群主要是年轻白领。在调治亚健康的过程中，结合患者的基本身体特征，有针对性地使用膏方进行治疗，可以取得良好的疗效，使患者恢复充沛精力，有效改善身体状况。

5. 体质调理人群

体质既具有稳定性，又具有可变性，通过干预调整其偏颇，体现体质的可调性。然而，体质的改善并非一朝一夕之功，需要长期且全面的调理，包括生活起居、饮食、运动、药物干预等。膏方是调整体质的最佳选择，其优势是便于长期服药。根据患者不同的体质特点、不同的疾病不同的症状和体征而组方，充分体现辨证论治和因人、因地、因时制宜的个体化治疗原则，以达到调理体质、治疗疾病的目的。

6. 慢性病高危人群

目前，从临床应用膏方的情况来看，中医药在治疗慢性病及调养方面具有优势已是不争的事实。具有一种或多种慢性病风险因素的人被纳入慢性病高危人群。比如长期工作压力大、应酬多、饮酒多、熬夜过多的人罹患心脑血管疾病、消化系统疾病及糖尿病的概率就大大增加。对于慢性病高危人群，除了劝诫其要养成良好的生活方式外，还可应用膏方进行调理，以降低其罹患疾病的概率。

7. 性功能障碍患者

膏方在处理男性性功能障碍和女性性冷淡方面有显著疗效。在男性方面，性功能障碍可能由多种原因引起，包括生活压力、心理因素、年龄等。膏方中包含有助于改善肾功能、激活精气的药材，有助于促进性功能的恢复，提高性欲和性能力。对于女性而言，性冷淡可能受到身体状况等因素的影响。膏方中的药物组合包含有益于调节女性生理机能、滋养气血的成分，有助于提升女性性欲、改善性冷淡症状。

8. 肿瘤术后、放化疗后患者

从目前来看，肿瘤患者日益增多，治疗手段也层出不穷。但是，部分患者常因药物的不良反应或因体质虚弱而无法配合持续治疗，此时可通过中医膏方进行调补。若肿瘤术后及放化疗后的患者暂无不适，可用膏方调理，以达到治病调体的目的。

第七节　膏方的常用药物

膏方中主要以补虚药物为主，广泛应用于临床实践。在选择补虚药物时，需要根据患者的具体状况灵活选用药材，以实现调养身体的目的。

虚证的临床表现很复杂，根据不同的证型，可以分为气虚、血虚、阴虚、阳虚四类。根据药物的功效和适应证的不同，补益药物又可以分为补气、补血、补阴、补阳四类。

1. 补气药

气虚证有神疲乏力，头晕目眩，少气懒言，自汗，劳累后加剧，舌淡，脉虚无力等常见症状。气虚患者服用膏方可选用补气的中药，常用的补气药有人参、党参、白术、黄芪、茯苓等。

人参

【性味归经】性微温，味甘、微苦。归脾、肺、心、肾经。

【主要功效】大补元气，复脉固脱，补脾益肺，生津养血，安神益智。

【适用人群】免疫力低下与亚健康状态的人群都可以使用。适用于性功能低下者，内分泌失调、早衰的女性，贫血患者，糖尿病患者，四肢凉的人，高血压或者低血压（人参具有双向调节血压的作用）、心脏功能下降者，平素易疲劳、脑力劳动强度大的人群。

【注意事项】实热证、湿热证及正气不虚者禁服。不宜与藜芦、五灵脂同用。

党参

【性味归经】性平，味甘。归脾、肺经。

【主要功效】健脾益肺，养血生津。

【适用人群】适用于身体虚弱的人群，患有慢性肾炎伴有蛋白尿、慢性贫血、萎黄病、白血病、血小板减少性紫癜以及佝偻病的人。

【注意事项】实证、热证禁服。正虚邪实证不宜单独应用。不宜与藜芦同用。

白术

【性味归经】性温，味苦、甘。归脾、胃经。

【主要功效】补脾，益胃，燥湿，和中，安胎。

【适用人群】适宜气血不足者食用；适宜脾虚久泻、胃口不开者食用；适宜体质虚弱、虚劳、怔忡、腰腿无力者服用。产妇、儿童及瘦弱者更宜食用。

【注意事项】阴虚燥渴、气滞胀闷者不宜使用。

黄芪

【性味归经】性微温，味甘。归脾、肺经。

【主要功效】补气固表，利尿，托毒排脓，敛疮生肌。

【适用人群】适用于慢性肾炎伴蛋白尿、糖尿病、高血压、银屑病、心脑血管病等患者，气血两虚者，体质虚弱、容易感到疲劳的人群。

【注意事项】表实邪盛、湿阻气滞、肠胃积滞、阴虚阳亢、痈疽初起或溃后热毒尚盛者不宜使用。

茯苓

【性味归经】性平，味甘、淡。归心、肺、脾、肾经。

【主要功效】利水渗湿，健脾宁心。

【适用人群】适用于脾虚患者。尤宜于水湿内困，水肿，尿少，眩晕心悸，胃口欠佳，大便不成形，心神不安，失眠、多梦者。

【注意事项】阴虚而无湿热、虚寒滑精、气虚下陷者慎服。

2. 补血药

血虚证有面色淡白或萎黄，唇爪淡白，头晕眼花，心悸多梦，手足发麻，妇女月经量少、色淡、后期，或经闭、脉细等常见症状。血虚患者服用膏方可选用补血的中药，常用的补血药有当归、阿胶、白芍、何首乌、熟地黄等。

当归

【性味归经】性温，味甘、辛。归肝、心、脾经。

【主要功效】补血活血，调经止痛，润肠通便。

【适用人群】适用于月经不调的女性，血虚者（常见症状有面色萎黄、唇爪无华、头晕目眩、心悸及肢体麻木），血虚便秘者（年老体虚、产后以及久病血虚肠燥便秘），心脑血管病患者，肿瘤化疗人群。

【注意事项】湿盛中满、大便泄泻者忌服。

阿胶

【性味归经】性平，味甘。归肺、肝、肾经。

【主要功效】补血滋阴，润燥，止血。

【适用人群】适用于血虚诸证。①女性早衰患者；②更年期患者；③贫血患者；④免疫力低下的人群；⑤患有风湿骨病、颈肩腰腿痛的中老年人；⑥男性肾精亏损者。

【注意事项】本品黏腻，有碍消化，故脾胃虚弱者慎用。

白芍

【性味归经】性微寒，味苦、酸。归肝、脾经。

【主要功效】养血敛阴，柔肝止痛，平抑肝阳。

【适用人群】①心血管病患者；②需柔肝止痛人群；③需补血敛阴人群；④经期腹痛人群；⑤想护肤美容人群；⑥需改善气血人群；⑦易疲劳人群；⑧胃肠道疼痛人群。

【注意事项】阳衰虚寒之证不宜用。不宜与藜芦同用。

何首乌

【性味归经】性微温，味苦、甘、涩。归肝、心、肾经。

【主要功效】补益精血，润肠通便。

【适用人群】适用于眩晕，耳鸣，头发须白，腰膝酸软，神经衰弱，四肢麻木，高血脂，梦遗滑精，月经量多，带下不净，疟疾日久，疮痈及皮肤病患者。

【注意事项】大便溏泄及湿痰较重者不宜用。

熟地黄

【性味归经】性微温，味甘。归肝、肾经。

【主要功效】补血养阴，益精填髓。

【适用人群】适用于肾虚、长期腰酸腿痛、盗汗、遗精者。

【注意事项】凡气滞痰多、脘腹胀痛、食少便溏者忌服。重用久服宜与陈皮、砂仁等同用，防止黏腻碍胃。

3. 补阴药

阴虚证有头晕，耳鸣，失眠多梦，健忘，腰膝酸软，性欲亢奋，男子遗精，女子经少或闭经，或崩漏，形体消瘦，咽干口燥，潮热，五心烦热，盗汗，颧红，舌红少苔或无苔，脉细数等常见症状。阴虚患者服用膏方可选用补阴的中药，常用的补阴药有百合、麦冬、石斛、桑葚、女贞子等。

百合

【性味归经】性寒，味甘。归心、肺经。

【主要功效】养阴润肺，清心安神。

【适用人群】干咳少痰、咳血或咽干喑哑，失眠心悸，虚热上扰，神志恍惚，情绪不能自主，口苦、小便黄者。

【注意事项】脾胃虚寒患者慎用。

麦冬

【性味归经】性微寒，味甘、微苦。归心、肺、胃经。

【主要功效】养阴生津，润肺清心。

【适用人群】舌干口渴，胃脘疼痛，饥不欲食，呕逆，大便干结，伤津便秘，鼻燥咽干，干咳痰少、咳血，咽痛喑哑，心烦，失眠多梦，健忘，心悸，怔忡，热伤心营，神烦，少寐者等。

【注意事项】脾胃虚寒患者慎用。

石斛

【性味归经】性微寒，味甘。归胃、肾经。

【主要功效】益胃生津，滋阴清热。

【适用人群】烦渴、舌干苔黑、胃脘疼痛、牙龈肿痛、口舌生疮、目暗不明、筋骨痿软、骨蒸劳热者。

【注意事项】石斛有禁忌人群。石斛性清润，虚而无火，实热证、舌苔厚腻、腹胀者忌食；石斛能敛邪气，温热病不宜早用，如感冒初期。铁皮石斛还能助湿邪，湿温未化燥者忌食，铁皮石斛助阴，胃寒者食用，更伤阳气，因此也禁服。孕妇慎用。

桑葚

【性味归经】性寒，味甘、酸。归心、肝、肾经。

【主要功效】滋阴补血，生津润燥。

【适用人群】①肝肾阴血不足者，少年发白者，病后体虚、体弱、习惯性便秘者；②患有风湿病、神经疼痛、筋骨疼痛的患者；③女性闭经、月经不调的患者；④身体虚弱、气血虚亏的中老年人；⑤水肿型肥胖人士，糖尿病患者，肺胃燥热者；⑥经常感到头晕目眩、耳鸣心悸或烦躁失眠者，可常喝桑葚干泡的水。

【注意事项】体虚便溏者禁用。

女贞子

【性味归经】性凉，味甘、苦。归肝、肾经。

【主要功效】滋补肝肾，明目乌发。

【适用人群】肝肾阴虚所致的目暗不明、视力减退、须发早白、眩晕耳鸣、失眠多梦、腰膝酸软、遗精、消渴及阴虚内热之潮热、心烦、目微红羞明、眼珠作痛等。

【注意事项】本品气味俱阴，老人当入保脾胃药及椒红温暖之剂，不然恐腹泻作痛。

4. 补阳药

阳虚证有畏寒肢冷，口淡不渴或渴喜热饮，自汗，小便清长或尿少，浮肿，大便稀溏，面色白，舌淡胖嫩，苔白滑，脉沉迟无力等常见症状。也兼有神疲、乏力、气短等症状。阳虚患者服用膏方可选用补阳药，常用的补阳药有杜仲、仙茅、紫河车、淫羊藿、菟丝子等。

杜仲

【性味归经】性温，味甘。归肝、肾经。

【主要功效】补肝肾，强筋骨，安胎。

【适用人群】各种腰痛或足膝痿弱，肾虚阳痿，精冷不固，小便频数，胎动不安或习惯性堕胎者。治高血压病有较好效果，多与夏枯草、桑寄生、菊花等同用。

【注意事项】阴虚火旺者慎服。

仙茅

【性味归经】性热，味辛，有毒。归肾、肝、脾经。

【主要功效】温肾壮阳，祛寒除湿。

【适用人群】命门火衰，阳痿早泄及精寒不育，小便频数，腰膝冷痛，筋骨痿软无力，须发早白，目昏目暗者。

【注意事项】阴虚火旺者禁服。有毒，不宜久服。

紫河车

【性味归经】性温，味甘、咸。归肺、肝、肾经。

【主要功效】温肾补精，益血养气。

【适用人群】阳痿、腰酸、头晕、足膝无力、目昏耳鸣、男子遗精、女子不孕等；产后乳汁缺少、面色萎黄消瘦、体倦乏力等人群；肺肾两虚之咳喘人群。

【注意事项】脾虚湿困食少者慎服，表邪未解及内有实邪者禁服。

淫羊藿

【性味归经】性温，味辛、甘。归肝、肾经。

【主要功效】补肾壮阳，祛风除湿。

【适用人群】阳痿，尿频，腰膝无力，腰膝冷痛，风湿痹痛，筋骨不利及肢体麻木者。

【注意事项】阴虚而相火易动者禁服。

菟丝子

【性味归经】性平，味辛、甘。归肝、肾、脾经。

【主要功效】补肾益精，养肝明目，止泻安胎。

【适用人群】阳痿，遗精，白浊，尿有余沥，小便过多或失禁，宫冷不孕，目暗不明，便溏泄泻，胎动不安者。

【注意事项】阴虚火旺、阳强不痿及大便燥结者禁服。

第二章
内科疾病膏方

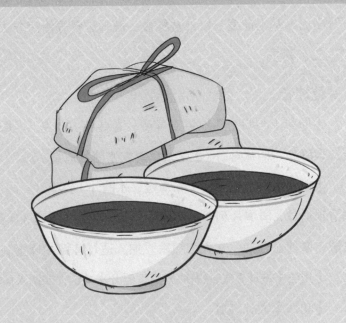

第一节 贫血

一、概述

贫血是指循环血液中的红细胞数量低于正常时的一种疾病。贫血的症状主要表现为唇甲苍白、面色萎黄或苍白、疲倦乏力、气短心悸、头晕耳鸣、食欲不振、记忆力衰退、思想不集中等。

贫血属中医"虚劳""萎黄""血枯"等范畴,辨证采用膏方调治有良好的疗效。从临床上看,贫血分为气血两虚、脾肾阳虚、肝肾阴虚等基本证型,以补益气血、健脾滋肾等治疗方法为主。

二、膏方

乾坤膏

【原料】当归、熟地黄、黄芪、党参各120克,龙眼肉、枸杞子、火麻仁、肉苁蓉各60克,蜂蜜、冰糖各适量。

【制法】将上述药物(除蜂蜜、冰糖外)择净,一同放入锅中,加清水适量,浸泡片刻,水煎取汁,共煎3次,将这3次药液过滤、去渣、取汁、合并,文火浓缩后,加入适量冰糖和蜂蜜制成膏剂。

【用法】每日2次,每次20克,温开水冲饮,或调入稀粥中服食。

【功效】大补气血。

【主治】贫血、白细胞减少症。

补益膏

【原料】党参、茯苓、山药、熟地黄、当归、地骨皮各60克,鹿角胶、冰糖各 200 克。

【制法】将上述药物（除鹿角胶、冰糖外）择净，研成细末，水煎 3 次，将这 3 次煎液过滤、去渣、取汁、合并，文火浓缩，加入鹿角胶、冰糖，煮沸收膏即成。

【用法】每次 10 克，每日 3 次，温开水送服。

【功效】补气血，退虚热。

【主治】缺铁性贫血。

加味八珍膏

【原料】炙黄芪 300 克，党参、生地黄、熟地黄、谷芽、麦芽各 150 克，白术、白芍、茯苓、茯神、当归各 120 克，川芎、制何首乌、女贞子、墨旱莲、枸杞子、炒酸枣仁、龙眼肉、鹿角胶、阿胶各 90 克，远志、陈皮、大枣各 60 克，肉桂、炙甘草各 30 克，冰糖 250 克。

【制法】将上述药物（除鹿角胶、阿胶、冰糖外）加适量水煎煮 3 次，将这 3 次煎液过滤、去渣、取汁、合并，加热浓缩成清膏。加入鹿角胶、阿胶、冰糖，煮沸收膏即成。

【用法】每次 20 克，每日 3 次，温开水送服。

【功效】养心健脾，补益气血。

【主治】缺铁性贫血。

党参补血膏

【原料】党参、茯苓、石菖蒲、牛膝、黄精、白芍、山茱萸各 150 克，怀山药、菟丝子、枸杞子、熟地黄、制何首乌、蜂蜜各 200 克，砂仁 60 克，炙甘草 50 克，龟甲胶、当归、鹿角胶、杜仲、阿胶、白术各 100 克，黄酒适量。

【制法】将上述药物（除龟甲胶、鹿角胶、阿胶、蜂蜜、黄酒外）加适量水煎煮 3 次，过滤、去渣、取汁，将这 3 次煎液合并，文火浓缩为清膏。龟甲胶、鹿角胶、阿胶研成粗末，加适量黄酒浸泡后隔水炖烊，冲入清膏中。最后加入蜂蜜收膏。

【用法】每次 15～20 克，每日 2 次，温开水冲服。

【功效】益肝养肾，补气养血。

【主治】肾精亏虚型贫血。

益气养血膏

【原料】巴戟天、佛手柑、陈阿胶、炙甘草、肉苁蓉各 120 克，潞党参、淫羊藿、白归身、枸杞子、楮实子、沙苑子、白蒺藜、白芍、云茯苓、炒白术各 150 克，灵磁石、大熟地黄、茶树根、炙黄芪各 200 克，生铁落 300 克，川芎、五味子各 80 克，红参 50 克，肉桂、春砂仁、鹿角胶各 60 克，陈绍酒 250 毫升，冰糖 500 克。

【制法】将上述药物（除红参、鹿角胶、陈阿胶、陈绍酒、冰糖外）用清水隔宿浸泡，煎煮 3 次，过滤、去渣、取汁，将这 3 次煎液合并，文火浓缩为清膏。红参另煎浓汁，鹿角胶、陈阿胶用陈绍酒炖烊，均冲入清膏中，再加入冰糖收膏。

【用法】每日早晚各服 1 匙，隔水蒸化。

【功效】益气养血。

【主治】贫血。

第二节　糖尿病

糖尿病是以体内糖代谢紊乱为主的代谢障碍性疾病，是胰岛素绝对和相对分泌不足引起的糖、脂肪、蛋白质代谢紊乱。该病的特征是阴虚燥热，以阴虚为本，以燥热为标，且两者互为因果。

糖尿病属中医"消渴"范畴，消渴是以多饮、多食、多尿、身体消瘦为特征的一种疾病。中医认为，饮食不节、情志失调、劳欲过度、素体虚弱等因素均可引发消渴。

参麦膏

【原料】党参 150 克，天冬、麦冬各 450 克，生地黄 600 克，山茱萸、枸杞子各 300 克。

【制法】将上述药物加适量水共煎 3 次，过滤、去渣、取汁，将这 3 次煎液合并，加热浓缩成膏，瓶贮。

【用法】每次 15 克，每日 3 次，温开水冲服。

【功效】养阴生津。

【主治】肾阳不足或元气亏虚引起的老年糖尿病。

消渴膏

【原料】枸杞子、女贞子各 150 克，山茱萸 100 克，天花粉 60 克，蜂蜜适量。

【制法】将上述药物（除蜂蜜外）加适量水，文火多次煎熬，去渣取汁，加入蜂蜜调味成膏。

【用法】分 10 天服完，每日 2 次，温开水冲服。

【功效】补益肝、肾、脾三脏。

【主治】2 型糖尿病。

茯苓降糖膏

【原料】茯苓、太子参、地骨皮各 300 克，丹参 200 克，当归、赤芍、玉竹、麦冬、生地黄、灵芝、山药、黄芪、党参各 150 克，黄精、玄参、五味子、牡丹皮、桃仁、红花、神曲、龟甲胶各 100 克，陈皮 60 克，黄酒 300 毫升。

【制法】将上述药物（除龟甲胶、黄酒外）加适量水煎煮 3 次，将这 3 次煎液过滤去渣、取汁、合并，加热浓缩成清膏。再将龟甲胶加黄酒浸泡后隔水炖烊，冲入清膏中和匀，收膏即成。

【用法】每日 2 次，每次 10 ~ 15 克，温开水冲服。

【功效】滋阴益气。

【主治】气阴两虚型糖尿病。

温阳补肾膏

【原料】生地黄、熟地黄、怀山药各 300 克，山茱萸、茯苓、泽泻、牡丹皮、黄精、续断、杜仲、龟甲胶各 150 克，制附子 100 克，肉桂 50 克，鹿茸 5 克，芡实、金樱子、阿胶、木糖醇各 200 克，紫河车 1 具，黄酒适量。

【制法】将上述药物（除龟甲胶、阿胶、紫河车、木糖醇、黄酒外）加适量水煎煮 3 次，将这 3 次煎液过滤去渣、取汁、合并，加热浓缩成清膏。紫河车研成细粉，龟甲胶、阿胶研成粗末，加黄酒浸泡后隔水炖烊，均冲入清膏中调匀。最后加入木糖醇收膏。

【用法】每日 2 次，每次 15 ~ 20 克，温开水冲服。

【功效】温阳补肾。

【主治】阴阳两虚型糖尿病。

降糖明目膏

【原料】黄精、黄芪、墨旱莲、地骨皮、绞股蓝、山药、沙参各 300 克，生地黄、生蒲黄、玉竹、巴戟天、菊花各 150 克，丹参、马齿苋、玉米须、枸杞子各 500 克，阿胶、川黄连、乌梅各 100 克，淫羊藿、麦冬、炒白术各 120 克，木糖醇适量。

【制法】将上述药物（除阿胶、木糖醇外）加适量水煎煮 3 次，将这 3 次煎液过滤去渣、取汁、合并，加热浓缩成清膏。阿胶研成粗末，加适量水浸泡隔水炖烊，冲入清膏中。最后加入木糖醇共煎收汁成膏，用瓷罐或玻璃瓶等容器收贮备用。

【用法】每次 5 ~ 10 克，每日 3 次，温开水冲服。

【功效】滋阴生津，滋补肝肾。

【主治】消渴病。

第三节　高血压

高血压是血液在流动时对血管壁造成的压力值持续高于正常值的现象。高血压多见于情绪易激动、摄入盐量偏高、嗜酒、工作或生活压力大的人群。

中医学认为，高血压的发生多为肝肾阴阳失调所致。肝脏主升主动，如忧郁恼怒、肝阴暗耗、郁结化热、热冲于上，而为风阳上扰；肝肾两脏，相互滋生，肾水亏乏，不能养肝，而致阴虚阳亢；阴虚过极，可以及阳，而致阴阳俱虚。

清心安神膏

【原料】生何首乌、全瓜蒌、大生地黄、夜交藤、粉葛根、淮山药、辰茯神、嫩钩藤、桑寄生、粉丹皮、福泽泻、枸杞子各150克，杭菊花、益母草、柏子仁、厚杜仲、川牛膝各120克，炒酸枣仁、大川芎、生山楂、明天麻、山茱萸、淡黄芩、阿胶各100克，冰糖300克，生石决明200克，生槐花80克，川黄连60克，黄酒适量。

【制法】将上述药物（除阿胶、冰糖、黄酒外）加适量水共煎3次，将这3次煎液过滤、去渣、取汁，浓缩成清膏，阿胶加适量黄酒炖烊，冲入清膏中。最后加入冰糖收膏。

【用法】每次15～20克，每日1次，温开水冲服。

【功效】清心安神降压。

【主治】肝阳上亢型高血压。

生地降压膏

【原料】大生地黄、益母草、福泽泻、沙苑子、白蒺藜、枸杞子、嫩钩藤、桑寄生、生首乌、瓜蒌皮、粉葛根、虎杖、楮实子、淮山药各150克，山茱萸、阿胶、冰糖、明天麻、生山楂各100克，粉丹皮、杭菊花、厚杜仲、川牛膝、生槐花、决明子各120克，川黄连60克，生石决明200克，黄酒适量。

【制法】将上述药物（除阿胶、冰糖、黄酒外）加适量水煎煮3次，将这3次煎液过滤、去渣、取汁、合并，加热浓缩成清膏。

阿胶加黄酒浸泡后隔水炖烊，冲入清膏中。最后加入冰糖收膏。

【用法】每晨取 1 匙，温开水冲服。

【功效】益肾养肝。

【主治】高血压、高脂血症。

地黄清肝膏

【原料】冬桑叶、紫河车、杭菊花各 100 克，白果、生地黄、制黄精、怀山药、茯苓、阿胶、龟甲胶、泽泻、菟丝子、补骨脂、巴戟天、珍珠母各 150 克，枸杞子、山茱萸、牡丹皮各 120 克，黑料豆、沙苑子、制豨莶草、罗布麻叶、西洋参、女贞子各 200 克，冰糖 1000 克，蜂蜜、大枣各 500 克，银耳、石决明、核桃仁各 300 克。

【制法】将上述药物（除紫河车、阿胶、龟甲胶、西洋参、蜂蜜、冰糖、核桃仁外）加适量水煎煮 3 次，将这 3 次煎液过滤、去渣、取汁、合并，加热浓缩成清膏，西洋参另煎汁兑入。紫河车、核桃仁研成细粉调入。阿胶、龟甲胶研成粗末，加适量水隔水炖烊，冲入清膏中。最后加入蜂蜜、冰糖收膏。

【用法】每日 2 次，每次 10～20 克，温开水冲服。

【功效】清心降压。

【主治】高血压。

二仙当归膏

【原料】赤芍、仙茅、地骨皮、鳖甲胶、龟甲胶、鹿角胶、当归、川牛膝、怀牛膝、山茱萸、黄柏、知母各 90 克，女贞子、巴戟天、石斛各 100 克，淫羊藿、生地黄、熟地黄各 150 克，菟丝子 20 克，明天麻、牡丹皮、菊花各 60 克，枸杞子、杜仲各 120 克，煅龙骨、煅牡蛎各 180 克，白文冰 250 克。

【制法】将上述药物（除鳖甲胶、龟甲胶、鹿角胶、白文冰外）加适量水煎煮 3 次，将这 3 次煎液过滤、去渣、取汁、合并，加热浓缩成清膏，加入鳖甲胶、龟甲胶、鹿角胶烊化，再加入白文冰收膏。

【用法】每晨取 1 匙，温开水冲服。

【功效】育阴助阳，平肝息风。

【主治】阴阳两虚型高血压。

平阳祛脂膏

【原料】生地黄、川贝母、天麻、当归、生山楂、赤芍、龟甲胶、鳖甲胶各 200 克，川芎、参三七各 80 克，橘络、夏枯草、阿胶、半边莲、地龙、巴戟天各 100 克，郁金、绞股蓝、瓜蒌皮、墨旱莲、大黄、山茱萸、黄芩各 300 克，桑寄生、杜仲各 400 克，玉米须 600 克，珍珠母 1000 克，桑葚 700 克，蒲黄 40 克，竹茹 120 克，鸡血藤 250 克，淫羊藿 900 克，茯苓、功劳叶、元贞糖、枸杞子各 500 克。

【制法】将上述药物（除阿胶、龟甲胶、鳖甲胶、元贞糖外）加适量清水浸泡 10 小时以上，再按规范要求煎煮、去渣、取汁，加热浓煎成清膏。再加入阿胶、龟甲胶、鳖甲胶烊化。最后加入元贞糖收膏。

【用法】每日服 2 次，每次 20 克，共服 55 ~ 60 天（8 月至 10 月间），饭前服用。

【功效】降压、降脂。

【主治】高血压、高脂血症。

第四节　冠心病

冠心病，全称冠状动脉粥样硬化性心脏病，是一种缺血性心脏病。发病原因有很多，除了年龄、遗传因素等不可控因素外，还包括高血压、血脂异常、糖尿病、超重、肥胖、吸烟等可控因素。

冠心病属中医"胸痹""胸痛""真心痛""厥心痛"等范畴。由于冠状动脉病变部位、范围和程度的不同，可以将冠心病分为无症状性心肌缺血、心绞痛、心肌梗死、缺血性心力衰竭、猝死五种类型。

活血通络膏

【原料】生黄芪250克，赤芍、白芍、生蒲黄（包煎）、延胡索、鳖甲胶、阿胶、鹿角胶、郁金、川楝子、炒柴胡、川芎、炒枳壳、炒当归、广地龙各90克，桃仁、酸枣仁各120克，丹参150克，檀香、砂仁（后下）各30克，青皮、陈皮、桂枝、红花、桔梗各60克，白文冰250克。

【制法】将上述药物（除鳖甲胶、阿胶、鹿角胶、白文冰外）加适量水煎煮3次，将这3次煎液过滤、去渣、取汁、合并，加热浓缩成清膏。再加入鳖甲胶、阿胶、鹿角胶烊化，最后加入白文冰收膏。

【用法】每晨取1匙，温开水冲服。

【功效】活血通络，理气化瘀。

【主治】气滞血瘀型冠心病。

洋参赤芍膏

【原料】西洋参100克，赤芍、麦冬各150克，炒酸枣仁120克，炼蜜适量。

【制法】将上述药物（除炼蜜外）加适量水煎3次，将这3次煎液过滤、去渣、取汁、合并，文火浓缩后，加入炼蜜收膏。

【用法】分10日服，每日2次，每次15～20克。

【功效】益气养阴。

【主治】气阴两虚型冠心病。

双参消瘀膏

【原料】人参、淫羊藿、五味子、谷芽、麦芽、当归、川芎各100克，党参、茯苓、桃仁、三七、炙甘草各150克，赤芍、葛根、丹参、黄芪、阿胶、蜂蜜各300克，桂枝60克，黄酒适量。

【制法】将上述药物（除阿胶、蜂蜜、黄酒外）加适量水煎煮3次，滤汁去渣，将这3次滤液合并，加热浓缩为清膏。再将阿胶研成粗末，加黄酒浸泡后隔水炖烊，冲入清膏中和匀。最后加入蜂蜜收膏。

【用法】每次15～20克，每日2次，温开水调服。

【功效】补气益血，通络止痛。

【主治】气虚血瘀型冠心病。

滋阴益肾膏

【原料】熟地黄、丹参、麦冬、生石决明、生牡蛎各250克，山茱萸、柏子仁、钩藤、酸枣仁、枸杞子、川芎、郁金各120克，山药、西洋参、茯苓、当归、制何首乌各150克，女贞子10克，甘草、五味子各100克，龟甲胶（代）、鳖甲胶各200克，麦芽糖500克，黄酒适量。

【制法】将上述药物（除西洋参、龟甲胶（代）、鳖甲胶、麦芽糖、黄酒外）浸泡后加适量水煎煮3次，滤汁去渣，将这3次滤液合并，加热浓缩为清膏。西洋参另煎取汁，龟甲胶（代）、鳖甲胶加黄酒浸泡后隔水炖烊，兑入清膏和匀，加入麦芽糖收膏。

【用法】每次15～20克，每日2次，温开水调服。

【功效】滋阴益肾，养心安神。

【主治】心肾阴虚型冠心病。

生脉散加味

【原料】黄芪、白文冰各250克，生地黄、熟地黄各180克，党参150克，五味子、赤芍、白芍、青龙齿（先煎）90克，白术、远志、沙苑子、生蒲黄（包煎）、鳖甲胶、龟甲胶、鹿角胶各90克，桃仁、酸枣仁、天冬、麦冬、当归、柏子仁各100克，炙甘草、桂枝各30克，茯苓、丹参各120克。

【制法】将上述药物（除鳖甲胶、龟甲胶、鹿角胶、白文冰外）放入砂锅中加适量水共煎，过滤、去渣、取汁、浓缩，加入鳖甲胶、龟甲胶、鹿角胶烊化，再加入白文冰收膏。

【用法】每晨取1匙，温开水冲服。

【功效】温阳补气，养血益阴。

【主治】气阴两虚型冠心病。

第五节　慢性鼻炎

慢性鼻炎是一种常见的鼻腔和黏膜下层的慢性炎症。慢性鼻炎包括慢性单纯性鼻炎和慢性肥厚性鼻炎，常伴有鼻塞、流涕、头痛、头昏、咽部异物感等典型症状，并可伴有耳鸣、听力下降、流泪等症状。

慢性鼻炎的发病因素有很多，但主要是由急性鼻炎反复发作或治疗不彻底转化而来。如长期吸入被污染的空气（如粉尘、烟草、煤炭等），许多全身慢性疾病（如贫血、糖尿病等）以及慢性便秘。

补肺益气膏

【原料】生晒参、党参各 120 克，生黄芪 300 克，五味子、白术、防风、鳖甲胶、鹿角胶、五味子、荆芥、苍耳子、辛夷、白芷、千里光、藁本、半夏各 90 克，蝉蜕、桔梗各 45 克，甘草、细辛各 30 克，陈皮 60 克，白文冰 250 克。

【制法】将上述药物（除生晒参、鳖甲胶、鹿角胶、白文冰外）加适量水煎煮 3 次，将这 3 次煎液过滤、去渣、取汁、合并，加热浓缩成清膏，生晒参另煎汁兑入。再加入鳖甲胶、鹿角胶烊化，最后加入白文冰收膏。

【用法】每晨取 1 匙，温开水冲服。

【功效】补肺益气，祛风散寒。

【主治】肺气虚寒型慢性鼻炎。

健脾益气膏

【原料】生晒参、白术、甘草、当归、陈皮、升麻、柴胡、防风、白芷、羌活、苍耳子、制半夏、山药、茯苓、炒谷芽各 100 克，大枣 500 克，砂仁 30 克，黄芪、黑芝麻各 150 克，党参 120 克，阿胶 300 克，蜂蜜、冰糖各 200 克。

【制法】将上述药物（除生晒参、黑芝麻、阿胶、蜂蜜、冰糖外）加适量水煎煮 3 次，将这 3 次煎液过滤、去渣、取汁、合并，加热浓缩成清膏。生晒参另煎取汁，黑芝麻研成细粉，阿胶用适量水浸泡后隔水炖烊，一起兑入清膏中。最后加入蜂蜜、冰糖收膏。

【用法】每日 2 次，每次 15 ~ 20 克，温开水冲服。

【功效】健脾益气。

【主治】脾气虚型慢性鼻炎。

化瘀通窍膏

【原料】金银花、蒲公英、白术、赤芍、白芍、白芷、黄芪、泽泻、黄芩、辛夷、白菊花、川芎、苍耳子、鹿角胶、地龙各 90 克，生牡蛎（先煎）300 克，桔梗、红花各 60 克，当归、茯苓各 120 克，甘草 30 克，白文冰 250 克。

【制法】将上述药物（除鹿角胶、白文冰外）加适量水煎煮 3 次，将这 3 次煎液过滤、去渣、取汁、合并，加热浓缩成清膏。再加入鹿角胶烊化，最后加入白文冰收膏。

【用法】每晨取 1 匙，温开水冲服。

【功效】化瘀通窍，调和气血。

【主治】气滞血瘀型慢性鼻炎。

补肾填精膏

【原料】苍耳子、麦冬、制黄精、肉苁蓉、菟丝子、五味子、茯苓、白术、甘草、山茱萸、鸡内金、人参各100克，黑芝麻、黄芪、熟地黄、枸杞子各150克，辛夷60克，大枣500克，陈阿胶、杜仲、蜂蜜各300克，党参120克，核桃仁、冰糖各200克。

【制法】将上述药物（除人参、核桃仁、黑芝麻、陈阿胶、蜂蜜、冰糖外）加适量水煎煮3次，将这3次煎液过滤、去渣、取汁、合并，加热浓缩成清膏。人参另煎取汁，核桃仁、黑芝麻研成细粉，陈阿胶加水适量隔水炖烊，一起兑入清膏中。最后加入蜂蜜、冰糖文火收膏。

【用法】每日2次，每次15~20克，温开水冲服。

【功效】补肾填精。

【主治】髓海不充型慢性鼻炎。

第六节 慢性肝炎

慢性肝炎是指急性肝炎病程超半年，或原有乙型肝炎病毒，丙型肝炎病毒或丁型肝炎病毒携带史，当前因同一种病原体引起肝炎症状、体征及肝功能异常。病程呈波动性或持续性，若是没有进行适当的治疗，部分患者有可能转为肝硬化。

中医认为，慢性肝炎的发生、发展过程，是正邪相争的过程。肝炎有急性、慢性之分。急、慢性肝炎有恶心、食欲差、厌恶油腻、脘腹胀闷、大便时溏时秘等共同症状。

桃仁化瘀膏

【原料】郁金、柴胡、牡丹皮、白术、生地黄、黄芪、红花、五灵脂、神曲、麦芽、当归各 100 克，赤芍、制大黄、桃仁、延胡索各 150 克，蜂蜜、丹参、枳壳、白芍、茯苓各 300 克，川芎、炙甘草各 60 克，鳖甲 200 克，阿胶 250 克，黄酒适量。

【制法】将上述药物（除阿胶、蜂蜜、黄酒外）加适量水煎煮 3 次，将这 3 次煎液过滤、去渣、取汁、合并，加热浓缩成清膏。再将阿胶加黄酒隔水炖烊，冲入清膏中和匀。最后加入蜂蜜收膏。

【用法】每日 2 次，每次 10 ~ 15 克，开水冲服。

【功效】活血化瘀。

【主治】瘀血阻滞型慢性肝炎。

清热和肝膏

【原料】柴胡 120 克，赤芍、白芍各 150 克，炒白术、枳壳、茯苓、怀山药、生甘草、生山楂、炒神曲、虎杖、半枝莲、土茯苓、败酱草、连翘、贯众、金钱草、广郁金、黄芩、丹参、田基黄、鸡骨草、五味子粉各 300 克，三七粉、升麻各 100 克，垂盆草 450 克，太子参 250 克，矮地茶、冰糖各 500 克。

【制法】将上述药物（除五味子粉、三七粉、冰糖外）一起放入紫铜锅内，加适量水浸泡 8 小时后，用武火煎煮，煮沸后改文火煮 1 小时，去渣取汁。第二煎、第三煎另加适量水各煎煮 40 分钟左右，取汁后将三煎药汁合并后倒入紫铜锅用文火浓缩。另取一锅，将冰糖加适量水溶化，五味子粉、三七粉一并入锅收膏，装入瓶中密封后，放入冰箱备用。

【用法】每日早晚各服 1 汤匙，约 20 克，温开水送服。

【功效】清热祛瘀，健脾化湿。

【主治】肝脾失调型慢性乙型肝炎。

双地麦冬膏

【原料】生地黄、熟地黄、麦冬、枸杞子、白芍、黄精、丹参、女贞子、桑葚、茯苓、淮山药、龟甲胶各 150 克，当归、山茱萸、牡丹皮、阿胶、泽泻各 100 克，陈皮 80 克，蜂蜜 300 克，黄酒 300 毫升。

【制法】将上述药物（除龟甲胶、阿胶、蜂蜜、黄酒外）加适量水煎煮 3 次，将这 3 次煎液过滤、去渣、取汁、合并，加热浓缩成清膏。再将龟甲胶、阿胶研成粗末，加适量黄酒浸泡后隔水炖烊，冲入清膏中和匀。最后加入蜂蜜收膏。

【用法】每日 2 次，每次 15 ~ 20 克，开水调服。

【功效】滋肝益肾。

【主治】肝肾两亏型慢性肝炎。

柴胡疏肝膏

【原料】甘松、柴胡、当归、陈皮、预知子、五味子、娑罗子、合欢皮、党参各 100 克，阿胶、白芍各 200 克，白术、生地黄、枸杞子、制香附、山药各 150 克，枳壳、茯苓、蜂蜜各 300 克，砂仁、川芎、炙甘草各 60 克，鸡内金、青皮各 90 克，黄酒适量。

【制法】将上述药物（除阿胶、蜂蜜、黄酒外）加适量水煎煮 3 次，滤汁去渣，将这 3 次滤液合并，加热浓缩为清膏。再将阿胶研成粗末，加黄酒浸泡后隔水炖烊，冲入清膏中和匀。最后加入蜂蜜收膏。

【用法】每次 15 ~ 20 克，每日 2 次，开水调服。

【功效】疏肝健脾。

【主治】肝郁脾虚型慢性肝炎。

第七节　慢性胃炎

慢性胃炎是指多种病因引起的胃黏膜慢性炎症性病变。根据胃镜观察和病理分析，可分为浅表性胃炎、萎缩性胃炎、肥厚性胃炎；根据部位不同，又可分为胃窦胃炎、胃体胃炎等。病理上，慢性胃炎以淋巴细胞浸润为主要特点。

慢性胃炎的病程较长，主要症状为食欲减退、上腹部不适或隐痛、嗳气泛酸、恶心呕吐等。

金柑膏

【原料】金柑 345 克，丁香、豆蔻各 110 克，肉桂 270 克，沉香 42 克，砂仁、木香、玫瑰花、梅花、吴茱萸、郁金各 3 克，香附、香橼、丹参、桔梗、厚朴、乌药、高良姜、干姜、枳壳、佛手柑、荜澄茄、陈皮、青皮、延胡索、藿香、紫苏梗各 6 克，蔗糖粉适量。

【制法】将金柑、丁香、肉桂、砂仁、豆蔻、木香、沉香、玫瑰花、延胡索、梅花研成细粉，并将它们混合均匀。随后，将其他药材（除蔗糖粉外）用水煎煮 2 次，分别滤出药汁。将两次所得的药汁合在一起，加热浓缩至稠膏状，再调入上述药粉及蔗糖粉煮沸即成。

【用法】每次用开水冲服此膏 5 克，每日服 2 ~ 3 次。

【功效】疏肝理气，健胃镇痛。

【主治】具有胃脘疼痛、腹胀、嗳气、胸闷不舒等症状的慢性胃炎。

黄芪建中膏

【原料】生黄芪 300 克，白文冰 500 克，党参、山药各 150 克，炒莲子肉、炒扁豆、炒薏苡仁、茯苓、白术各 120 克，青皮、陈皮各 45 克，大枣、升麻、炒当归、煨葛根各 90 克，甘草、干姜、木香、砂仁、桔梗各 30 克。

【制法】将上述药物（除白文冰外）加适量水共煎 3 次，将这 3 次煎液过滤、去渣、浓缩成清膏。最后加入白文冰收膏。

【用法】每晨取 1 匙，开水冲服。

【功效】补中益气，健脾益胃。

【主治】脾胃虚寒型慢性胃炎。

沙参双冬膏

【原料】南沙参、北沙参、玉竹、石斛、淡竹叶、龟甲胶、枸杞子、天冬、麦冬、白芍各 150 克，黄连 50 克，生地黄、阿胶、蜂蜜各 200 克，黄酒适量。

【制法】将上述药物（除龟甲胶、阿胶、蜂蜜、黄酒外）加适量水煎煮 3 次，滤汁去渣，将这 3 次滤液合并，加热浓缩为清膏。再将龟甲胶、阿胶研成粗末，加黄酒浸泡后隔水炖烊，冲入清膏中和匀。最后加入蜂蜜收膏。

【用法】每次 15 ~ 20 克，每日 2 次，开水调服。

【功效】益胃生津，养阴清热。

【主治】胃阴亏虚型慢性胃炎。

第八节　慢性肾炎

慢性肾炎是一组多病因的慢性肾小球病变为主的肾小球疾病，以蛋白尿、血尿、高血压、水肿为基本临床表现。大部分慢性肾炎患者可能是由于各种细菌、病毒或原虫等感染免疫机制、炎症介质因子及非免疫机制等引起的。

慢性肾炎主要与肺、脾、肾三脏及三焦对水液代谢功能的失调有关。早期患者起病较为隐匿，临床表现为蛋白尿、血尿、高血压、水肿，发展缓慢，为慢性病程，但可能逐渐发展为肾衰竭。

滋肾膏

【原料】生黄芪、茯苓各300克，杜仲、墨旱莲、石韦、六月雪、绵马贯众、车前草、淮山药、女贞子、阿胶、炒薏苡仁、仙茅、川续断、大枣各200克，川牛膝、菟丝子、炒党参、制何首乌、沙苑子、泽泻各150克，炒白术、炒白芍、西洋参、当归、淫羊藿、山茱萸、紫河车、鹿角胶、百合、陈皮各100克，三七、砂仁、炙甘草各30克，白蜜60克，冰糖500克，黄酒适量。

【制法】将上述药物（除紫河车、阿胶、鹿角胶、白蜜、冰糖、黄酒外）加适量水煎煮3次，将这3次煎液过滤、去渣、取汁、合并，加热浓缩成清膏，紫河车研成细粉兑入清膏中。阿胶、鹿角胶加黄酒浸泡隔水炖烊，冲入清膏中。最后加入白蜜、冰糖（有糖尿病者可用木糖醇代替）收膏。

【用法】每日 2 次，每次 15 ~ 20 克，温开水冲服。

【功效】滋肝益肾。

【主治】慢性肾小球肾炎。

双地补脾膏

【原料】生地黄、炒白术、熟地黄、党参、黄芪、菟丝子、丹参、沙苑子、川牛膝、怀牛膝、阿胶各 150 克，麦芽、神曲、泽泻、杜仲、龟甲胶、狗脊、车前子（包煎）各 100 克，蜂蜜、山药、益母草、山茱萸、茯苓各 300 克，鸡内金 90 克，炙甘草 30 克，黄酒适量。

【制法】将上述药物（除阿胶、龟甲胶、蜂蜜、黄酒外）加适量水煎煮 3 次，滤汁去渣，将这 3 次滤液合并，加热浓缩为清膏。再将阿胶、龟甲胶研成粗末，加黄酒浸泡后隔水炖烊，冲入清膏中和匀。最后加入蜂蜜收膏。

【用法】每次 15 ~ 20 克，每日 2 次，温开水调服。

【功效】补脾益肾。

【主治】脾肾虚损型慢性肾炎。

清热宁肾膏

【原料】太子参、白茅根、仙鹤草、生黄芪、党参、茯苓、怀山药、芡实各 300 克，女贞子、厚杜仲、墨旱莲、桑葚、槐花、荠菜花、白花蛇舌草、阿胶、莲子、生薏苡仁、车前子（包煎）、青风藤、蒲公英各 200 克，石韦、赤芍、白芍、当归、生地榆、川续断、鹿角胶、银耳、核桃仁、大枣、桑寄生、制狗脊、怀牛膝、淫羊藿、仙茅、制黄精各 150 克，佛手片、白果、炒白术、水牛角片（包煎）、巴戟天、制僵蚕各 120 克，丹参、枳壳、龟甲胶、龙眼肉各 100 克，全蝎 30 克，肉苁蓉、蝉蜕各 60 克，大蓟、小蓟各 900 克，冬虫夏草 20 克，冰糖 500 克，菟丝子 180 克，生地黄、熟地黄各 80 克。

【制法】将上述药物（除阿胶、鹿角胶、龟甲胶、冬虫夏草、大枣、白果、龙眼肉、冰糖、银耳、核桃仁、莲子外）加适量水煎煮 3 次，每次煎煮 2 ～ 3 小时。然后将这 3 次煎液过滤、去渣、取汁、合并，加热浓缩成清膏，以阿胶、鹿角胶、龟甲胶、冰糖收膏，并将切碎的冬虫夏草、大枣、白果、龙眼肉、银耳、核桃仁、莲子等药物一同入膏。

【用法】每日早晚各 1 次，每次 15 ～ 20 克，温开水冲服。

【功效】清热宁肾。

【主治】肾虚湿热型慢性肾炎。

健脾化湿膏

【原料】黄芪、薏苡仁、蜂蜜各 300 克，党参、白术、阿胶、丹参、防己、车前子（包煎）、茯苓、猪苓各 150 克，桂枝、川芎各 30 克，冬瓜皮 200 克，乌药、青皮、陈皮各 90 克，川牛膝、泽泻、神曲、谷芽、苍术、香附各 100 克，甘草 60 克，黄酒适量。

【制法】将上述药物（除阿胶、蜂蜜、黄酒外）加水煎煮 3 次，滤汁去渣，将这 3 次滤液合并，加热浓缩为清膏。再将阿胶研成粗末，加适量黄酒浸泡后隔水炖烊，冲入清膏中和匀。最后加入蜂蜜收膏。

【用法】每次 15 ～ 20 克，每日 2 次，温开水调服。

【功效】健脾化湿。

【主治】脾虚湿困型慢性肾炎。

第九节　肾病综合征

肾病综合征是以高度水肿、大量蛋白尿、高脂血症及低蛋白血症为主要表现的一类临床综合征。肾病综合征由多种肾小球疾病引起，可分为原发性和继发性两大类。

知母黄柏膏

【原料】知母、泽泻、牡丹皮各 100 克，黄柏 60 克，猪苓、滑石、川牛膝、地骨皮、生地黄、熟地黄、龟甲胶各 150 克，茯苓、蜂蜜、山药、女贞子各 200 克，墨旱莲、车前子（包煎）各 300 克，黄酒适量。

【制法】将上述药物（除龟甲胶、蜂蜜、黄酒外）加适量水煎煮 3 次，将这 3 次煎液过滤、去渣、取汁、合并，加热浓缩成清膏。龟甲胶研成粗末，加黄酒炖烊，冲入清膏中，最后加入蜂蜜收膏。

【用法】每日 2 次，每次 15 ~ 20 克，温开水冲服。

【功效】补阴利水。

【主治】阴虚内热型肾病综合征。

第三章

外科疾病膏方

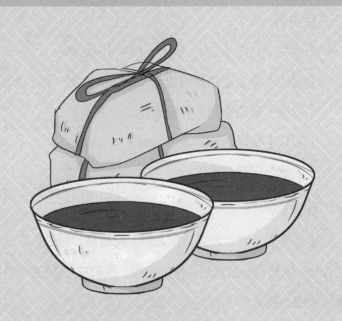

第一节　丹毒

丹毒是一种累及真皮浅层淋巴管的感染，属于细菌感染性皮肤病。丹毒的诱发因素为手术伤口或鼻孔、外耳道、耳垂下方、肛门、阴茎和趾间裂隙皮肤的炎症尤其是有皲裂或溃疡的炎症。

由乙型溶血性链球菌感染引起的丹毒，可见成片红肿的炎症迅速出现并蔓延，常见于小腿和面部，病变区域可能有烧灼感、触痛，与周围正常组织有明显的界线。发病前有发烧、寒战等症状。

豆豉膏

【原料】豆豉 40 克，香薷、蓼叶各 20 克。

【制法】将上述药物研成末，加入少许酒，细研成膏。

【用法】每用适量，外涂患处，干即换药。

【功效】祛风消肿，透热行滞。

【主治】赤黑丹毒。

真珠膏

【原料】升麻、大黄、护火草、蛇衔草、栀子、寒水石、芒硝、大青叶、生地黄、芭蕉根、羚羊角粉、梧桐皮各 50 克，竹沥 800 克，腊月猪油 500 克。

【制法】先将上述药物（除腊月猪油外）打成粉状，并将粉末放入竹沥中浸泡一昼夜，然后滤除药渣，将药液与腊月猪油一起放入锅中，慢火熬成膏状，然后以瓷器盛装封存。

【用法】取适量药膏用清水化开涂于患处，然后取 1 汤匙以竹沥化服。

【功效】清热解毒，消痈散结。

【主治】小儿丹毒发无定处，身热如火烧。

升麻膏

【原料】升麻、白薇、漏芦、连翘、芒硝、黄芩各 100 克，蛇衔草、枳实各 150 克，栀子 40 枚，蒴藋 200 克。

【制法】将上述药物捣碎，水浸半日，入猪油中煎之，待水汽尽，用纱布绞去药渣，冷凝即成。

【用法】取适量，敷丹毒上，频繁敷之，直至痊愈为止。

【功效】清热解毒，消肿疗疮。

【主治】丹毒。

鸡子膏

【原料】大黄 250 克，赤小豆（熬令紫色）500 克，硝石 150 克。

【制法】将上述药物研为细末，用鸡蛋清调如膏状。

【用法】取膏适量，外涂患处。

【功效】清热解毒。

【主治】小儿丹毒。

千槌膏

【原料】麻子 100 克，杏仁 500 克，黄香 1200 克，黄丹、没药 60 克，乳香 90 克，轻粉 30 克，麝香（现用人工麝香）6 克。

【制法】将上述药物在端午节午时用棒槌捣研千遍，贮存于瓷器中，备用。

【用法】取适量，摊涂在绢布上，敷疮。

【功效】清热解毒，散结消肿。

【主治】无名肿毒、发背初起者。

第二节　疝气

疝气是人体内某个脏器或组织离开其正常解剖位置，通过先天或后天形成的薄弱点、缺损或孔隙进入另一部位的症状。常见的疝有脐疝、腹股沟直疝、斜疝、切口疝、手术复发疝、白线疝、股疝等。

不同部位的疝，临床症状也不同。比如腹壁疝，多由于咳嗽、喷嚏、用力过度、腹部肥胖、用力排便、妊娠、小儿过度啼哭、老年腹壁强度退行性变等原因引起腹内压增高。此外，遗传、性别、年龄、吸烟、肥胖等也与腹壁疝的发生有关联。

胡椒膏

【原料】胡椒细末 50 克，灰面 100 克。

【制法】将灰面煮成厚糊，离火，加入胡椒细末，搅匀，摊成膏。

【用法】外贴患处。

【功效】行气散寒。

【主治】疝气偏坠。

丝瓜膏

【原料】老透丝瓜 1 个。

【制法】将老透丝瓜烧灰存性，研为细末，炼蜜调成膏。

【用法】每晚酒调服1匙。

【功效】祛风通络。

【主治】疝气，卵肿偏坠。

钩藤膏

【原料】乳香（研细）、没药（研细）、木香、姜黄各45克，木鳖子（去皮、研烂）24个。

【制法】将上述药物研为细末，捣和如膏状。

【用法】每用取1克，钩藤煎汤化服。

【功效】行气止痛。

【主治】盘肠内钓，腹中极痛，干啼。

金匮乌头煎

【原料】乌头25克。

【制法】将乌头切碎，加水3升煎煮，取1升，过滤去乌头，再加入蜂蜜2升，煎煮至水汽尽，取2升，膏成。

【用法】身体强壮之人取14毫升，身体虚弱之人取10毫升，口服。若未能痊愈，明日再服1次，不可一天顿服完所有药物。

【功效】散寒止痛。

【主治】寒疝引起的绕脐疼痛，发作时冷汗出、手足逆冷、脉沉弦。

治疝气如斗大方

【原料】苍术（炒干为末）、松树皮（烧灰）各150克，川椒末50克。

【制法】将上述药物用面调匀如膏。

【用法】用布摊贴在阴囊上，黄水自流，次日即消。若不消，四日后再贴。

【功效】燥湿行气。

【主治】疝气。

第三节　脱肛

脱肛，又称直肠脱垂，指肛管直肠外翻而脱垂于肛门外。脱肛多见于体虚的小儿及老年人，或有长期泻痢等病史，或有内痔环切手术史者。脱肛的主要症状为脱出，轻者排便时直肠黏膜脱出，便后可自行还纳。

脱肛还伴有肛周皮肤潮湿瘙痒、腰骶及腹部坠胀酸痛。如果脱出时间稍长，没有及时复位，就会造成嵌顿，黏膜由粉红色变为暗紫色，甚至糜烂坏死，肿胀疼痛，体温升高，排尿不畅，里急后重，肛门坠胀疼痛。

桑螺膏

【原料】缘桑螺 50 克。

【制法】将上述药物烧末，和猪油混匀。

【用法】每次用少许，外敷患处。

【功效】涩肠固脱。

【主治】脱肛。

花粉膏

【原料】花粉 50 克。

【制法】将上述药物研成粉，和猪油混匀。

【用法】每次用少许，温涂患处，随手抑按，自能缩入。

【功效】清热泻火，涩肠固脱。

【主治】脱肛。

蒲黄膏

【原料】生蒲黄 10 克。

【制法】将上述药物捣研为细末。

【用法】将生蒲黄与猪油和敷，随即按入。

【功效】收肛止痛。

【主治】脱肛热痛。

百五膏

【原料】百草霜、五倍子各 50 克。

【制法】将上述药物研为末，加醋熬成膏子。

【用法】每次用少许，鹅毛敷上即入。

【功效】涩肠固脱。

【主治】大人、小儿脱肛。

疗脱肛膏

【原料】五倍子、百草霜各 100 克。

【制法】将上述药物捣研为细末，加适量醋，煎熬成膏。

【用法】取膏适量，用鹅毛扫敷患处。

【功效】敛肠固脱。

【主治】脱肛不收。

第四节　痔疮

痔疮是肛门直肠底部及肛门黏膜的静脉丛发生曲张而形成一个或多个柔软的静脉团的一种慢性疾病。

痔疮分为内痔、外痔、混合痔三种类型。根据内痔的严重程度，可以分为四个等级：第Ⅰ度为在肛门内肿胀；第Ⅱ度时痔疮会随排便而脱出，排便完后即自动缩回肛门内；第Ⅲ度时无法自动缩回，必须用手将痔疮推回肛门内；第Ⅳ度时脱出肛门外无法推回。

雄黄膏

【原料】雄黄、硫黄各1克，头发、黄蜡各25克。

【制法】用清油200克煎熬头发，至其化尽，下雄黄（研末）、硫黄（研末），再下黄蜡，小火煎煮，用柳枝不断搅拌，直至成膏。

【用法】先用赤甘草或露蜂房或白芷煎汤洗净患处，再取膏适量贴之。

【功效】敛疮生肌。

【主治】积年冷漏，黄水不止。

生肌膏

【原料】鸡蛋黄1000克，轻粉、乳香、血竭各50克，龙骨100克。

【制法】先将鸡蛋黄熬油备用，再将余药打成粉后放入熬制好的蛋黄油中调和为膏。

【用法】用鸡羽毛蘸药膏适量，涂于患处。

【功效】敛疮生肌。

【主治】穿肠漏、漏眼不平、肌肉腐败。

护痔膏

【原料】白及、石膏、黄连各 600 克，冰片、麝香（现用人工麝香）各 50 克。

【制法】先将上述药物捣研为细末，再用鸡蛋清与白蜜调和诸药成膏。

【用法】在痔疮旁好肉处涂上此膏，再在痔疮上贴枯痔散。痔疮旁肌肉坚硬者，可不必用此膏。

【功效】清热解毒，消肿生肌。

【主治】痔疮。

枯痔水澄膏

【原料】郁金、白及各 30 克。

【制法】将上述药物打成粉状备用。

【用法】用白蜜将部分药粉调和成膏，涂于肛门周围好肉上，用纸盖于药上，将痔核留于纸外，再将干的药粉涂于痔核上。

【功效】清热凉血，活血止血。

【主治】痔痔核外露者。

第五节　烧烫伤

烧烫伤是由火焰、高温固体或液体（沸水、滚粥、热油）和强辐射热引起的损伤。一般表现为烧烫部位的红肿及疼痛，烧烫程度较重的患者可能有水疱出现，伤及真皮层和深层神经者，会有感觉异常等症状。

根据烧烫伤的深度分为：Ⅰ度烧伤，皮肤出现红斑，有痛感，没有水疱；浅Ⅱ度烧伤，皮肤出现水疱，有刺痛感；深Ⅱ度烧伤，皮肤痛感迟钝，有水疱或无水疱，水疱下有红色斑点；Ⅲ度烧伤，皮肤痛感消失，无水疱，呈蜡白或焦黄色。烧烫伤的深度由致伤物的温度和作用时间决定。

烧伤止痛膏

【原料】当归120克，冰片80克，地榆180克，大黄150克，虎杖110克。

【制法】将上述药物研成末，加入麻油和蜂蜡加热，充分混合即成，备用。

【用法】先用生理盐水将烧伤创面清洗干净，再用0.1%苯扎溴铵清洗，并清除污物及坏死表皮。然后将烧伤止痛膏敷于创面，厚约2mm，用无菌纱布包扎，每日换药1次；严重者每日换药2次。同时给予抗炎、补液、营养药物支持。

【功效】清热解毒，生肌止痛。

【主治】早期烧烫伤。

加味神应当归膏

【原料】当归、血竭、儿茶、黄柏、大黄、白芷各100克。

【制法】将上述药物研成极细的粉末，与麻油、松香共同放铁锅内煎熬，油沸后煎10分钟，再放冰片，待冰片熔化后离火放冷，即成软膏，装瓶备用。

【用法】先用生理盐水冲洗创面，有感染或污染者要严格清创。然后将软膏在纱布上涂平，盖敷在创面上，用绷带包扎固定，每日换药1次。若有严重感染，适当应用抗生素配合治疗。

【功效】抗菌消炎，解毒生肌。

【主治】烧伤烫伤。

第六节　扭挫伤

挫伤和扭伤都是常见的软组织损伤，但是它们的发生原因和症状有所不同。挫伤是指在外力作用下，身体的某一部位受到了压迫或撞击，导致局部皮肤、肌肉等组织受到挤压和挤压变形。

扭伤是由于关节过度活动或超出正常范围运动而造成的软组织损伤。扭伤的症状表现为局部疼痛、红肿、关节活动受限等。重度扭伤者还可能会伴随韧带撕裂或骨折。

活血止痛膏

【原料】无名异、紫荆皮、大黄、栀子、丹参、土元各200克，冰片60克，延胡索120克，当归、白芷、生川乌、生草乌、生南星、泽泻、红花各100克，川芎10克。

【制法】将上述药物粉碎，过100目筛，储瓷瓶备用。

【用法】视伤处大小，取药粉 15 ~ 50 克，加入 3% 浓度的氮酮，食醋适量，以凡士林为载体，外敷患处，四肢可用绷带包扎，腰、胸部用肋骨固定带固定，每 2 日换药 1 次。

【功效】活血止痛。

【主治】扭挫伤。

消肿止痛膏

【原料】山慈菇 30 克，乳香、没药、丹参各 20 克，红花、白芷各 15 克，细辛、冰片各 5 克。

【制法】将上述药物烘干研成末，过 100 目筛后高压消毒，混匀封存备用。将凡士林加热熔化后，再将药粉加入搅拌均匀。待其自然冷却硬化后即成。

【用法】每次取调好的药膏 10 ~ 15 克。摊涂在 $10cm^2$ 大小的纱布上，贴敷患处，外用绷带固定，每日换药 1 次，5 日为 1 个疗程，观察 2 个疗程。

【功效】消肿止痛，活血化瘀。

【主治】扭挫伤。

第四章

小儿疾病膏方

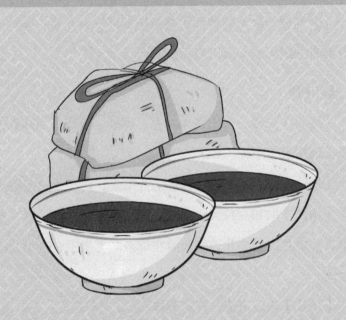

第一节　小儿惊风

　　小儿惊风，又称小儿惊厥，是小儿时期常见的一种急重病症，以临床出现抽搐、昏迷为主要特征。小儿惊风由新生儿产伤、窒息、胆红素性脑病，或者稍大儿童出现脑炎、脑膜炎、高烧、低血钙等病理引起发病。

　　小儿惊风在任何季节都可能发生，一般以 1 ~ 5 岁的小儿为多见，年龄越小，发病率越高。惊风分为急惊风和慢惊风。小儿惊风是小儿时期较为常见的神经中枢系统器质，对儿童大脑神经、智力发育会有一定影响，所以应积极防治。

辰砂膏

　　【原料】辰砂、牙硝各 400 克，硼砂、全蝎各 200 克，珍珠、麝香（现用人工麝香）120 克。

　　【制法】将上述药物一起捣研为细末，再与生白蜜捣研为膏。

　　【用法】取如豆粒大小一枚，薄荷汤送服。潮热者，炙甘草汤送服。一个月内的小儿，将药涂在母亲的乳头上，让小儿吮之，亦有疗效。

　　【功效】化痰定惊，开窍醒神。

　　【主治】小儿口噤目闭，啼哭声微，吐乳不消化。

劫风膏

　　【原料】威灵仙 150 克，皂荚 300 克，米醋 50 克。

【制法】将皂荚锤碎后以温水1碗调和，然后用纱布滤去皂荚渣，将药水放入锅中慢火熬煮，再兑入米醋，并将打成粉末的威灵仙放入锅中，继续煎煮浓缩成膏状。

【用法】先用盐乌梅擦牙根，然后用温水调和膏药擦左右牙关。风痰壅盛者用淡姜汤调化膏药服用，咽喉肿痛者以茶青或薄荷汤调开服用。

【功效】祛风通经，化痰开噤。

【主治】小儿急慢惊风引起的抽搐，脐风、牙关紧闭，痰涎壅盛，咽喉肿痛。

大青膏

【原料】天麻300克，青黛、白附子、乌梢蛇、天竺黄各200克，全蝎、麝香各100克。

【制法】将上述药物（除麝香、青黛、天竺黄外）放入铜锅中，加入冷水浸泡12小时，水量以高出药面15厘米为宜。先用大火将药液煮沸再用小火煎煮，保持微沸，煎煮时应及时搅拌，并去除浮于表面的泡沫，以免药液溢出，煮2～5小时，过滤取出药液。药渣续加冷水再煎，第二次加水量淹没药料即可，如法煎煮3次为度，合并药液，静置沉淀，再用四层纱布过滤3次，尽量减少药液中的杂质。将煎出的药液放在小火上煎煮蒸发浓缩，同时不断用筷子搅动药液，防止焦化，逐渐形成稠膏状，趁热用筷子取浓缩的药液滴于干燥的皮纸上，以滴膏周围不见水迹为度，此谓清膏。随后将麝香、青黛、天竺黄放入稠膏状的药液中，用小火煎熬，并不断用筷子搅拌和匀收膏。

【用法】每日 3 次，每服 1 汤匙，空腹服用，用薄荷汤送服。

【功效】清热化痰，息风止痉。

【主治】痰热内盛、肝风内动之惊厥抽搐。

羌活膏

【原料】羌活、防风、川芎、人参、白附子、赤茯苓各 50 克，天麻 10 克，白僵蚕、蝎子、白花蛇、冰片、麝香、辰砂、雄黄各 1 克，炮附子、麻黄各 3 克，肉豆蔻、沉香、母丁香、藿香叶、木香各 2 克，轻粉、珍珠末各 1.5 克。

【制法】将白蜜放入锅中煎煮，然后将上述药物打成粉状撒入锅中，搅拌均匀收膏。

【用法】饭前服用，每次 1 ~ 2 汤匙，以麦门冬或薄荷煎汤送服。

【功效】健脾益气，化痰熄风。

【主治】小儿脾胃虚弱或吐泻之后引起的慢惊风。

郑氏驱风膏

【原料】朱砂、蝎尾、当归、龙胆草、川芎、山栀子、大黄、羌活、防风、甘草各 10 克，麝香 2 克，白砂糖 150 克。

【制法】将白砂糖放入锅中融化，然后将余药打成粉状撒入锅中，搅拌均匀收膏。

【用法】每日 3 次，每次 1 汤匙，以薄荷、竹叶、白蜜煎汤送服。

【功效】清心开窍，化痰息风。

【主治】小儿肝风筋脉拘急，面红目青，惊搐及胎风。

第二节　小儿痘疹

小儿痘疹是指儿童皮肤出现疹子和疮疹，其形状酷似豆粒，同时伴有外感症状。在分类上，痘疹可分为天花和水痘两种。鉴于天花已经很少见，此处只探讨水痘，又称为痘疹。

水痘是由外感湿热邪气引起的一种疾病，其病位主要在脾、肺两经。病程表现为外感表证，症状相对较轻，通常在儿童中较容易传播。在水痘初起阶段，患儿可能会伴随发热，热度时高时低，这主要取决于湿热浅表与毒邪轻重的程度。

黑膏

【原料】生地黄 26 克，淡豆豉 16 克，猪油 50 克，雄黄 5 克，麝香 2 克。

【制法】将猪油放入铜锅中，先用大火煮沸，然后放入生地黄、淡豆豉，再用小火煎煮，保持微沸。煎煮时应及时搅拌，待到锅中药物变成焦黄色时滤去药渣，然后用小火煎煮，放入雄黄、麝香，搅拌和匀收膏。

【用法】上述药膏为 1 天用量，分 3 次温水送服。

【功效】透疹发斑。

【主治】瘟毒发斑、呕逆。

蝉蜕膏

【原料】蝉蜕 300 克，当归、川芎、甘草、人参、白芍各 150 克，升麻、防风、荆芥穗各 200 克。

【制法】将上述药物放入铜锅中，加入冷水浸泡 12 小时，水量以高出药面 15 厘米为宜。先用大火将药液煮沸，再用小火煎煮，保持微沸，煎煮时应及时搅拌，并去除浮于表面的泡沫，以免药液溢出，煮 2 ~ 5 小时，过滤取出药液。药渣续加冷水再煎，第 2 次加水量以淹没药料为准，如法煎煮 3 次为度，合并药液，静置沉淀，再用四层纱布过滤 3 次，尽量减少药液中的杂质。将煎出的药液放在小火上煎煮蒸发浓缩，同时不断地用筷子搅动药液，防止焦化，逐渐形成稠膏状，趁热用筷子取浓缩的药液滴于干燥的皮纸上，以滴膏周围不见水迹为度。此谓清膏。随后用小火煎熬，并不断用筷子搅拌和匀收膏。

【用法】每日 3 次，每服 1 汤匙，空腹服用，用薄荷汤化服。

【功效】益气活血，透疹止痒。

【主治】痘疹后期气虚血瘀引起的痘疮虚陷不起。

八珍膏

【原料】人参、紫河车各 10 克，白蜜 40 克，乳汁、梨汁各 50 克。

【制法】先将白蜜、乳汁、梨汁一起放入锅中煮沸，然后将人参、紫河车打成粉放入锅中搅拌均匀，慢火熬成膏状备用。

【用法】用温酒化开服用，每次 2 汤匙。

【功效】健脾益气，滋阴养胃。

【主治】小儿先天不足、脾胃气阴不足引起的痘疮。

庞氏地黄膏

【原料】生地黄 400 克，豆豉 100 克，雄黄 10 克，麝香 5 克，猪油 500 克。

【制法】先将生地黄、豆豉捣烂与猪油一起放在露天地上 1 宿，然后放入锅中煮沸，滤去药渣，再放入雄黄、麝香搅拌均匀，慢火熬成膏状备用。

【用法】用温开水化开服用，每次 1 汤匙。

【功效】滋阴清热，透疹解毒。

【主治】小儿痘疮要透未透。

第三节　小儿厌食

小儿厌食是小儿时期常见的脾胃疾病，以较长时期食欲不振、厌恶进食、食量减少为特征。一年四季均可发病，夏季为暑湿当令之时，此时发生厌食的小儿较多，症状也较重。

小儿厌食一般预后良好，如果长期不愈，会使患儿体重减轻、形态偏瘦、面色少华、精神疲惫、抗病力弱，可能引起严重的营养不良，影响正常的生长发育。

异功膏

【原料】太子参、茯苓、山药各 150 克，白扁豆、芡实、阿胶、山楂、党参、鸡内金、白术各 100 克，桔梗、砂仁各 30 克，陈皮、莲子、黄精、甘草各 60 克。

【制法】将上述药物（除阿胶外）加水浸泡后煎煮 3 次，滤汁去渣，合并滤液，加热浓缩为清膏，将阿胶加入适量黄酒浸泡后隔水炖烊，冲入清膏和匀。最后加入冰糖收膏。

【用法】每次 10 ~ 15 克，每日 2 次，开水调服。

【功效】健脾理气。

【主治】脾胃气虚型厌食。

党参山药膏

【原料】党参、山药、生姜各 250 克，蜂蜜 300 克。

【制法】将党参、山药研为细末。生姜洗净，捣碎取汁。将以上药物与蜂蜜共置锅内，调匀后以文火熬制成膏。

【用法】每次服 1 汤匙，每日 3 次，米粥送服。

【功效】健脾益气，和胃降逆。

【主治】脾胃虚弱型小儿厌食。

滋阴益胃膏

【原料】麦芽、天花粉、麦冬、石斛、玉竹各 150 克，生地黄、鸡内金、沙参各 100 克，玄参 90 克，乌梅、陈皮、银耳各 60 克，甘草 30 克，芦根、冰糖各 200 克，山药、蜂蜜各 300 克。

【制法】将上述药物（除蜂蜜、冰糖外）加适量水煎煮 3 次，滤汁去渣，将这 3 次滤液合并，加热浓缩为清膏。最后加蜂蜜、冰糖收膏即成。

【用法】每次 10 ~ 15 克，每日 2 次，温开水调服。

【功效】滋阴益胃。

【主治】胃阴不足型小儿厌食。

健脾益气膏

【原料】太子参、枳实、冰糖各 200 克，焦山楂、白术、神曲、藿香、佩兰、鸡内金、姜竹茹各 100 克，陈皮、半夏各 90 克，砂仁、白豆蔻各 60 克，饴糖 300 克，茯苓、麦芽各 150 克。

【制法】将上述药物（除饴糖、冰糖外）加适量水煎煮 3 次，滤汁去渣，将这 3 次滤液合并，加热浓缩为清膏。最后加饴糖、冰糖收膏即成。

【用法】每次 10 ～ 15 克，每日 2 次，温开水调服。

【功效】健脾益气。

【主治】脾失健运型小儿厌食。

抑木扶土膏

【原料】太子参 250 克，鸡内金、菊花、大枣、炒白术各 100 克，柴胡、郁金、青皮、陈皮、防风、泽泻各 60 克，丹皮、酸枣仁各 90 克，炒黄连 15 克，蜂蜜 300 克，炒白芍、茯苓、谷芽各 150 克，冰糖 200 克。

【制法】将上述药物（除蜂蜜、冰糖外）加水浸泡后煎煮 3 次，滤汁去渣，合并滤液，加热浓缩为清膏，最后加蜂蜜、冰糖收膏。

【用法】每次 10 ～ 15 克，每日 2 次，开水调服。

【功效】疏肝健脾。

【主治】肝强脾弱型厌食。

第四节　小儿食积

　　小儿食积是指由于不当喂养、暴饮暴食、摄入过多生冷油腻食物等，损伤了脾胃功能，导致食物不能被正常消化，使得胃部功能受到影响。这种情况会引发上逆现象，表现为食物积滞，常出现呕吐或者腹泻等症状。

　　小儿食积的临床症状包括腹部胀满感、食欲不振、呕吐酸味或酸臭的食物、大便呈酸臭味、舌苔厚腻等。

奶癖方

　　【原料】大黄、青木香、橘皮、桔梗各 10 克，诃梨勒 30 克，郁李仁、马牙硝各 20 克，乌梅肉 5 克。

　　【制法】将上述药物切碎，水煮滤汁，如此 3 遍，将所滤汁液浓缩，加入蜂蜜收膏。

　　【用法】温水研化服用。

　　【功效】消癖散结。

　　【主治】小儿吮乳后消化不良，在腹内聚成颗粒块不散。

水癖方

　　【原料】牵牛子、枳壳、甘遂各 20 克，大黄 30 克，牡丹皮、黄柏、桂心各 10 克。

　　【制法】将上述药物切碎，水煮滤汁，如此 3 遍，将所滤汁液浓缩，加入蜂蜜收膏。

　　【用法】温水研化服用。每日服 2 次，如利多减 1 次。

　　【功效】消癖散结。

【主治】小孩饮冷水不散，聚在肠胃盘曲之处，按之宛然响作水声。

扶元和中膏

【原料】党参 150 克，白术、当归身、杜仲、茯苓、生黄芪、炒谷芽、鸡内金各 100 克，砂仁 40 克，姜半夏 80 克，香附、佩兰、生姜各 60 克，红枣 55 枚。

【制法】将上述药物加水熬透，去渣，再熬浓，加入冰糖收膏。

【用法】每服 10 克，白水冲服。

【功效】扶元和中，健脾化滞。

【主治】久病脾虚食少，胸闷干哕，倒饱嘈杂，食物不消。

加减扶元和中膏

【原料】党参 150 克，白术、茯苓、当归身、续断（酒炒）、生黄芪、炒谷芽、鸡内金各 100 克，香附、大熟地黄各 60 克，炙半夏、生姜各 80 克，砂仁、佩兰各 40 克，红枣 55 枚。

【制法】将上述药物加水熬透，去渣，再熬浓，加冰糖收膏。

【用法】每服 10 克，白水冲服。

【功效】补益脾肾，化湿和胃。

【主治】久病脾虚肾亏之食少纳呆，饮食不消。

第五节　小儿哮喘

小儿哮喘是儿童中十分常见的一种呼吸道过敏性疾病。它的发生与外界过敏原的接触以及患儿自身的过敏体质有关，常伴有家族史，可在各个年龄段发生。哮喘的发病既有外部因素，又有内部因素。

小儿哮喘分为急性发作期和缓解期两个阶段。急性发作期以攻邪为主，患者会表现出明显的呼吸急促、胸闷、咳嗽等症状，需要迅速缓解病情；缓解期则以扶正为主，通过膏方来改善肺、脾、肾三脏的功能，以达到防止哮喘反复发作的目的。

纳气膏

【原料】生黄芪、红枣、茯苓、熟地黄、党参、姜半夏、炒山药、益智仁各 100 克，炒白术、浙贝母、炒葶苈子、炒枇杷叶、丹参、炒苍术、炒白芍、制黄精、炒谷芽、炒麦芽、乌药、桑螵蛸、炒芡实各 60 克，川贝母、砂仁、桂枝、生甘草、防风、佛手柑、陈皮各 30 克，冰糖、黄酒、阿胶各 250 克，炒薏苡仁 150 克。

【制法】将上述药物（除阿胶、冰糖、黄酒、红枣外）水煎 3 次，滤渣浓缩，红枣取肉泥，加冰糖、黄酒、阿胶收膏。

【用法】早晚各 1 匙，开水冲服。

【功效】纳气定喘。

【主治】脾肾两虚型哮喘。

补肾益气膏

【原料】淮山药、淫羊藿、阿胶各 200 克，菟丝子、鸡血藤、陈皮、厚朴、防风、紫菀、款冬花、浙贝母、佛手柑、木香、白术、茯苓、枸杞子、黄精、当归、灵芝、桑葚、熟地黄、山茱萸、续断各 100 克，党参、生黄芪各 150 克，核桃仁 300 克，半夏、冬虫夏草、仙茅、辛夷、五味子、生甘草各 50 克，冰糖 250 克，黄酒适量。

【制法】将上述药物（除核桃仁、冬虫夏草、阿胶、冰糖、黄酒外）加水煎煮 3 次，滤汁去渣，将这 3 次滤液合并，加热浓缩为清膏。核桃仁炒后研碎。冬虫夏草研成细粉；将阿胶研成粗末，加黄酒浸泡后隔水炖烊，与冬虫夏草粉一起冲入清膏中和匀。最后加冰糖收膏，膏滋即成时再加入炒后研碎的核桃仁和匀。

【用法】每次 10 ~ 15 克，每日 2 次，温开水调服。

【功效】益气补肾。

【主治】肾气亏虚型小儿哮喘。

益脾补虚膏

【原料】半夏、党参、陈皮、苍术、白术、佛手、香橼各 100 克，黄芪、茯苓、阿胶、山药、薏苡仁各 150 克，厚朴、鸡内金、白芥子、神曲、甘草各 90 克，冰糖 300 克，黄酒适量。

【制法】将上述药物（除阿胶、冰糖、黄酒外）加适量水煎煮 3 次，滤汁去渣，将这 3 次滤液合并，加热浓缩为清膏。再将阿胶研成粗末，加黄酒浸泡后隔水炖烊，冲入清膏中和匀。最后加冰糖收膏即成。

【用法】每次 10 ~ 15 克，每日 2 次，温开水调服。

【功效】益脾补虚。

【主治】脾虚湿蕴型小儿哮喘。

补肺益气膏

【原料】太子参、蜂蜜各300克，阿胶、党参、麦冬、白芍、山药、黄精、沙参、茯苓各150克，黄芪200克，核桃仁250克，五味子、防风、白术、百部、谷芽、麦芽各100克，陈皮90克，半夏、当归各60克，甘草30克，黄酒适量。

【制法】将上述药物（除阿胶、核桃仁、蜂蜜、黄酒外）加水煎煮3次，滤汁去渣，将这3次滤液合并，加热浓缩为清膏。核桃仁炒后研碎。将阿胶研成粗末，加黄酒浸泡后隔水炖烊，冲入清膏中和匀。最后加蜂蜜收膏，膏滋即成时再加入炒后研碎的核桃仁和匀。

【用法】每次10～15克，每日2次，温开水调服。

【功效】补肺益气。

【主治】肺气不足型小儿哮喘。

益肺补肾膏

【原料】生黄芪、炒山药、姜半夏、益智、大枣、制黄精、潞党参、大熟地黄、白茯苓、炒芡实、炒薏苡仁各100克，新会陈皮、川贝母、生甘草、佛手片、砂仁（后下）、川桂枝、防风各30克，炒白芍、炒苍术、炒白术、炒谷芽、炒麦芽、台乌药、桑螵蛸、浙贝母、六神曲、炒葶苈子、炒枇杷叶、紫丹参各60克，阿胶250克，冰糖300克，黄酒适量。

【制法】将上述药物（除阿胶、冰糖、黄酒外）加适量水煎煮 3 次，滤汁去渣，将这 3 次滤液合并，加热浓缩为清膏。再将阿胶研成粗末，加黄酒浸泡后隔水炖烊，冲入清膏中和匀。最后加冰糖收膏即成。

【用法】每次 10 ～ 15 克，冬至后每日 2 次，温开水调服。

【功效】益肺补肾。

【主治】肺脾肾不足型小儿哮喘。

第六节　小儿遗尿

小儿遗尿，又称"尿床""夜尿症""遗溺"，是指 3 岁以上小儿在睡眠中自遗小便，醒后才知晓，或在白天不能自行控制排尿的一种疾病。小儿遗尿一般多见于过于兴奋、胆小、敏感或睡眠过熟的儿童。

小儿遗尿有两种分类方法：第一种分类法是根据遗尿发生的时间而定，分为夜间遗尿和白日遗尿。第二种分类法是将其分为原发性遗尿和继发性遗尿。原发性遗尿是指小儿从小至就诊时一直有遗尿；继发性遗尿是指小儿曾经停止遗尿至少 6 个月以后又发生遗尿。

补中膏

【原料】党参、益智仁、五味子、防风、白术各 100 克，茯苓、山药、炙黄芪、黄精各 150 克，煅牡蛎 2500 克，桑螵蛸 250 克，升麻、陈皮各 60 克，鸡内金 90 克，太子参、阿胶各 200 克。

【制法】将上述药物（除阿胶外）加水浸泡，煎煮3次，滤汁去渣，合并滤液，加热浓缩为清膏。将阿胶加入黄酒浸泡，隔水炖烊，冲入清膏和匀，再纳入冰糖收膏。

【用法】每次15克，每日2次，开水调服。

【功效】补中益气。

【主治】肺脾气虚型遗尿。

茱萸散

【原料】吴茱萸、白胡椒、白矾各等份，陈醋适量。

【制法】将吴茱萸、白胡椒、白矾共研为细末，贮瓶备用。用时取上述药材粉20克，用陈醋调和成软膏状，敷于两足心涌泉穴上，外用纱布包扎固定。

【用法】每日换药1次。

【功效】温中散寒，清热燥湿。

【主治】小儿厌食。

地黄止溺膏

【原料】生地黄、竹叶、通草、益智、石菖蒲、连翘、佛手、阿胶、龟甲胶、香橼、焦山楂、神曲、炒谷芽、鸡内金各100克，黄连、肉桂各30克，生甘草50克，冰糖250克，黄酒适量。

【制法】将上述药物（除阿胶、龟甲胶、冰糖、黄酒外）浸泡后加适量水煎煮3次，滤汁去渣，将这3次滤液合并，加热浓缩为清膏。阿胶、龟甲胶加黄酒浸泡后隔水炖烊，兑入清膏和匀，加冰糖收膏即成。

【用法】每次15～20克，每日2次，温开水调服。

【功效】清心滋肾，安神固本。

【主治】心肾不交型小儿遗尿。

清热利湿膏

【原料】龙胆、黄芩、栀子、柴胡、生地黄、车前草、泽泻、通草、佛手、香橼、焦山楂、神曲、炒谷芽、鸡内金各100克，生甘草50克，冰糖300克。

【制法】将上述药物（除冰糖外）浸泡后加适量水煎煮3次，滤汁去渣，将这3次滤液合并，加热浓缩为清膏。最后加冰糖收膏即成。

【用法】每次15～20克，每日2次，温开水调服。

【功效】清热利湿，泻肝止遗。

【主治】肝经湿热型小儿遗尿。

温阳固涩膏

【原料】党参、覆盆子、金樱子、炙黄芪、桑螵蛸、胡桃肉、熟地黄各150克，补骨脂、益智仁、蚕茧、山萸肉、炒白术各100克，陈皮60克，乌药90克，炙甘草30克，阿胶、菟丝子各200克，怀山药、煅牡蛎、冰糖各300克。

【制法】将上述药物（除胡桃肉、阿胶外）加水，浸泡后煎熬3次，滤汁去渣，合并滤液，加热浓缩为清膏。胡桃肉研碎。将阿胶加黄酒浸泡后隔水炖烊后调入清膏中和匀，纳入冰糖收膏。最后加入研碎的胡桃肉拌匀。

【用法】每次15克，每日2次，开水调服。

【功效】温中散寒。

【主治】下元虚冷型遗尿。

补肺健脾膏

【原料】太子参、桑螵蛸、煅牡蛎各 300 克，五味子、益智、防风、党参、白术各 100 克，炙黄芪、黄精、茯苓、山药各 150 克，升麻、陈皮各 60 克，鸡内金 90 克，阿胶、冰糖各 200 克，黄酒适量。

【制法】将上述药材（除阿胶、冰糖、黄酒外）加水煎煮 3 次，滤汁去渣，将这 3 次滤液合并，加热浓缩为清膏。将阿胶研成粗末，加黄酒浸泡后隔水炖烊，冲入清膏中和匀，加冰糖收膏即成。

【用法】每日 2 次，每次 15 ～ 20 克，温开水调服。

【功效】补肺健脾。

【主治】肺脾两虚型小儿遗尿。

第五章

女性疾病膏方

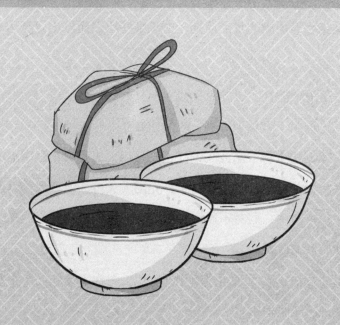

第一节　闭经

　　闭经是由多种疾病导致的女性体内病理生理变化的外在表现。闭经可分为生理性闭经和病理性闭经。生理性闭经是指妊娠期、哺乳期、绝经过渡期及绝经后的闭经；病理性闭经是指因疾病引起的闭经。

　　闭经还可分为原发性闭经和继发性闭经。原发性闭经是指凡年满 18 岁或第二性征已发育成熟 2 年以上仍未来月经者；继发性闭经是指已有规则的月经周期，由于某些原因而停止行经达 6 个月以上者。

无极膏

　　【原料】大黄 100 克，浓醋 200 克。

　　【制法】将浓醋放入铜锅中，先用大火煮沸，再用小火煎煮。然后将大黄打成粉状放入锅中，先用大火将药液煮沸，再用小火煎煮，保持微沸，同时不断用筷子搅动药液，防止焦化，逐渐形成稠膏状，和匀收膏。

　　【用法】临睡时用热酒化开服用，每次 1 汤匙，待大便通利一两次之后经水即来。

　　【功效】活血通经，化瘀止痛。

　　【主治】妇人干血引起的闭经。

川芎化瘀膏

【原料】川芎、半夏、柴胡、凌霄花、香附、陈皮、佛手、桃仁、红花、泽兰、香橼、谷芽各100克，丹参、阿胶、红糖、益母草各300克，当归200克，赤芍、三棱、莪术、枳壳、牛膝、石菖蒲、茯苓各150克，甘草50克，黄酒适量。

【制法】将上述药物（除阿胶、红糖、黄酒外）加适量水煎煮3次，滤汁去渣，将这3次滤液合并，加热浓缩为清膏。再将阿胶研成粗末，加黄酒浸泡后隔水炖烊，冲入清膏中和匀。最后加红糖收膏。

【用法】每次15～20克，每日2次，温开水调服。

【功效】活血化瘀。

【主治】血瘀型闭经。

调气活血膏

【原料】紫丹参、生黄芪各160克，女贞子、怀牛膝、白蒺藜、广地龙、白芷、牡丹皮、龟甲胶各100克，马鞭草、核桃仁、大枣、莲子肉各200克，制黄精、合欢皮、黑芝麻、茯苓、路路通、葛根、大熟地黄、淫羊藿、菟丝子、川杜仲、鸡血藤、潞党参、全当归各120克，苍术、白术、石菖蒲、川芎、桃仁泥、蒲公英各60克，柏子仁、山茱萸、巴戟天、煨木香、广郁金各90克，炙甘草30克，阿胶、冰糖各250克，黄酒适量。

【制法】将上述药物（除核桃仁、黑芝麻、龟甲胶、阿胶、冰糖、黄酒外）加适量水煎煮3次，滤汁去渣，将这3次滤液合并，加热浓缩为清膏。黑芝麻、核桃仁研成粉，龟甲胶、阿胶研成粗末，加适量黄酒浸泡后隔水炖化，一并冲入清膏中和匀。最后加冰糖收膏。

【用法】每日 2 次，每次 15 ~ 20 克，温开水冲服。

【功效】调气活血。

【主治】气血不足、脾肾两亏型闭经。

补肝益肾膏

【原料】山茱萸、怀山药、菟丝子、巴戟天、川杜仲、川续断、桑寄生、泽兰叶、淫羊藿各 120 克，鹿角片、制香附、炒白术、大川芎、赤茯苓各 100 克，桑葚、首乌藤、全当归、鸡内金、合欢皮、鸡血藤、益母草、大熟地黄、紫丹参、石楠叶、川牛膝、潞党参、炙黄芪各 150 克，龙眼肉、小红枣各 200 克，小茴香 60 克，广陈皮、川桂枝各 90 克，冰糖 300 克，核桃仁、黑芝麻、陈阿胶各 250 克，黄酒适量。

【制法】将上述药物（除核桃仁、黑芝麻、鸡内金、陈阿胶、冰糖、黄酒外）加适量水煎煮 3 次，滤汁去渣，将这 3 次滤液合并，加热浓缩为清膏。鸡内金、黑芝麻、核桃仁研成粉，陈阿胶研成粗末，加适量黄酒浸泡后隔水烊化，一并冲入清膏中和匀。最后加冰糖收膏。

【用法】每日 2 次，每次 15 ~ 20 克，温开水冲服。

【功效】补肝益肾。

【主治】肝肾不足型闭经。

第二节　乳痈

乳痈是一种急性化脓性疾病，主要表现为乳房红肿、疼痛，乳汁排出不畅，最终形成脓液充满的脓肿。这种疾病多见于产后哺乳期的产妇，尤其是初产妇更容易罹患，通俗称为奶疮。乳痈的发病与哺乳期间的生理变化和局部感染有关。

根据发病时期的不同，乳痈可以分为三种类型：发生于哺乳期的外吹乳痈、发生于怀孕期的内吹乳痈、在非哺乳期和非怀孕期发生的非哺乳期乳痈。在现代医学中，急性化脓性乳腺炎也被归类为乳痈的范畴。

黄连膏

【原料】黄连、当归、马齿苋、川芎、薯蓣各60克，珍珠、矾石、黄柏、生竹皮各30克，石韦12克，猪脂1000克。

【制法】将上述药物（除猪脂外）切碎，猪脂切成细块，所有原料与酒合煎，待石韦色焦则膏成，过滤去渣。

【用法】取适量，敷疮上；或用酒送服3克。

【功效】益气养血，解毒敛疮。

【主治】背痈、乳痈及各种恶疮。

太乙膏

【原料】肉桂、轻粉各7.5克，白芷、当归、玄参、赤芍、生地黄、大黄、土木鳖各 25 克，乳香末、没药末、乱发各 10 克，阿魏 5 克，黄丹 325 克，真麻油 500 克。

【制法】将上述药物（除乳香末、没药末、轻粉、乱发、阿魏、黄丹、真麻油外）切碎，浸入真麻油中，熬至白芷颜色变黄，用纱布滤去药渣，将所滤药液加热，下乱发再熬，再入黄丹，频频搅拌，熬至滴水成珠。再依次下入阿魏、乳香末、没药末、轻粉搅匀。

【用法】少许，外贴患处。

【功效】消肿溃坚，提脓去毒。

【主治】一切痈疽肿毒，用之提脓极效。

疗乳痛膏

【原料】川大黄、粉草各 40 克。

【制法】将川大黄、粉草捣研为细末，加好酒一起煎熬成膏。

【用法】取膏适量，摊涂于绢布上，贴疮，取仰卧位；同时取 1 大汤匙，温酒送服。

【功效】解毒消痈，散结消肿。

【主治】乳痈肿毒。

疗疮上须贴膏方

【原料】黄芪 120 克，白芷、大黄各 75 克，当归、续断各 60 克，薤白 50 克，松脂 180 克，熏陆香、蜡各 150 克，猪脂 1000 克，生地黄汁 700 克。

【制法】将上述药物（除猪脂、地黄汁外）切碎，加入地黄汁中浸渍半天，再与猪脂合煎，小火不断煎熬，反复浓缩，直至白芷颜色变黄则膏成，用布绞榨过滤去渣。

【用法】先用剪刀剪取如疮大小的一块帛布，再将药膏摊涂在帛布上，贴疮处，一天 4～5 次，不会再患，效果极好。

【功效】养血活血，散结消痈。

【主治】妇人乳痈。

第三节　不孕症

不孕症是一种由多种病因导致的生育障碍状态，如女性未避孕性生活至少 12 个月而未孕。不孕是一种常见问题，影响着10%～15% 的育龄夫妇，可分为男性不育和女性不孕。

不孕症分为原发性和继发性两大类。从未妊娠过，并且未采取任何避孕措施而没有怀孕的，属于原发性不孕；曾经妊娠过，后来没有采取任何避孕措施，连续 1 年没有怀孕的，属于继发性不孕。

五子膏

【原料】党参 300 克，炒白术、芡实、炒薏苡仁、菟丝子、枸杞子、煨木香、茯苓、制黄精、当归、川芎、熟地黄、龟甲胶、鹿角胶、女贞子、补骨脂、槲寄生、杜仲、续断、生黄芪、炙黄芪、陈皮、苏叶、苏梗、五味子、车前子各 100 克，砂仁、炙甘草各 60 克，仙茅、淫羊藿、覆盆子、炒白芍、阿胶各 200 克，炒山药 250 克。

【制法】将上述药物（除阿胶、龟甲胶、鹿角胶外）加水煮取 3 次，去渣，合并滤液，加热浓缩为清膏。再将阿胶、龟甲胶、鹿角胶炖烊，冲入清膏和匀。最后小火收膏，以滴水成珠为度。

【用法】每日 2 次，每次 20 克，早晚饭后温服。

【功效】舒肝益肾。

【主治】女性不孕。

益气化瘀膏

【原料】丹参、蜂蜜、鸡血藤、茯苓各 300 克，白芍、熟地黄各 200 克，阿胶、石菖蒲、赤芍、佛手、川牛膝、怀牛膝、桃仁各 150 克，红花、当归、香附、柴胡、香附、鳖甲胶、郁金、厚朴、香橼各 100 克，陈皮 90 克，川芎 60 克，桂枝 50 克，甘草 30 克，黄酒适量。

【制法】将上述药物（除鳖甲胶、阿胶、蜂蜜、黄酒外）加适量水煎煮 3 次，滤汁去渣，将这 3 次滤液合并，加热浓缩为清膏。再将鳖甲胶、阿胶研成粗末，加黄酒浸泡后隔水炖烊，冲入清膏中和匀。最后加蜂蜜收膏即成。

【用法】每次 15 ~ 20 克，每日 2 次，温开水调服。可连服数料膏方。

【功效】益气化瘀。

【主治】实证女性不孕。

爆脐种子膏

【原料】当归、川芎、白芍、川牛膝、川巴戟、杜仲、肉苁蓉、熟地黄、菟丝子、蛇床子、虎胫骨（现用羊胫骨）、细辛、补骨脂各 25 克，真麻油 700 克，甘草 200 克，硫黄 15 克，乳香、没药、儿茶、血竭各 15 克，麝香 6 克。

【制法】将麻油熬滚，下甘草，熬滚后下入前 13 味药，慢火熬至药物焦枯，纱布滤去药渣。再熬至滴水不散，入硫黄，离火。再入余药搅拌均匀，冷凝即成。

【用法】外贴肚脐上。

【功效】温补肝肾，通经活络。

【主治】不孕，兼治漏肩风及女子赤白带下。

补益肾元膏

【原料】生地黄、熟地黄各300克，全当归、杜仲、续断、制香附、炒白术、茯苓、粉丹皮、山茱萸、淮山药、紫苏梗、炒延胡索、炒赤芍、白芍、紫丹参各200克，青皮、陈皮、肉桂（后下）各100克，生蒲黄、五灵脂、醋柴胡各150克，广郁金、没药、川芎、炙远志各120克，熟酸枣仁400克，夜交藤、合欢皮各250克，干姜、小茴香各80克，生薏苡仁、鳖甲胶、阿胶各300克，冰糖800克，黄酒适量。

【制法】将上述药物（除鳖甲胶、阿胶、冰糖、黄酒外）加适量水煎煮3次，滤汁去渣，将这3次滤液合并，加热浓缩为清膏，再将鳖甲胶、阿胶研成粗末，加黄酒浸泡后隔水炖烊，冲入清膏中和匀。最后加冰糖收膏即成。

【用法】每次15～20克，每日2次，温开水调服。可连服数料膏方。

【功效】疏肝理气，活血化瘀。

【主治】肝气失疏、瘀血内阻型不孕。

第四节　月经过多

月经过多是连续数个月经周期中月经期出血量多，但月经间隔时间及出血时间皆规则，无经间出血、性交后出血或经血的突然增加。长期月经过多会引起头晕、心慌、乏力等贫血症状，严重时甚至会引起失血性休克。

月经过多是由器质性病变（如子宫肌瘤、子宫腺肌病、子宫内膜息肉、恶性肿瘤等）、非器质性病变（如子宫内膜不完全脱落、子宫内膜局部异常、下丘脑－垂体－性腺轴功能调节紊乱等）、医源性因素（如宫内节育器等）等引起的。

益气补脾膏

【原料】鸡血藤、仙鹤草、白芍、酸枣仁、山药、冰糖各300克，墨旱莲、岗稔根、党参、茯苓各200克，黄芪、黄精各150克，神曲、当归、白术各100克，陈皮、砂仁、甘草各60克，升麻50克，木香30克，阿胶350克，黄酒适量。

【制法】将上述药物（除阿胶、冰糖、黄酒外）加适量水煎煮3次，将这3次煎液过滤去渣取汁合并，加热浓缩成清膏。阿胶加适量黄酒浸泡后隔水炖烊，冲入清膏中和匀。最后加冰糖收膏。

【用法】于经前2～3天开始服用，每日2次，每次15～20克，温开水冲服。可连服2～3个经期。

【功效】益气补脾。

【主治】脾虚失统型月经过多。

清热凉血膏

【原料】玄参、麦冬、生地黄、熟地黄各300克，天花粉、西洋参、茜草各150克，黄芩、白术、白芍各200克，阿胶、黄芪、山药各250克，续断、黄柏、地榆各120克，甘草100克，饴糖500克，黄酒适量。

【制法】将上述药物（除西洋参、阿胶、饴糖、黄酒外）加适量水煎煮3次，将这3次煎液过滤去渣取汁合并，加热浓缩成清膏。西洋参另煎汁兑入。阿胶研成粗末，加黄酒浸泡后隔水炖烊，冲入清膏中和匀。最后加饴糖收膏。

【用法】每日2次，每次15～20克，温开水冲服。

【功效】清热凉血。

【主治】血热型月经过多。

清热化瘀膏

【原料】墨旱莲、煅海螵蛸、鸡血藤、蜂蜜、生地黄、白芍、苎麻根各300克，地榆、阿胶各200克，牡丹皮、槐花、丹参、天冬、麦冬各150克，黄芩、制大黄、赤芍、龟甲胶、桃仁、郁李仁、神曲各100克，陈皮、栀子、甘草各60克，香附90克，黄酒适量。

【制法】将上述药物（除龟甲胶、阿胶、蜂蜜、黄酒外）加适量水煎煮3次，将这3次煎液过滤去渣取汁合并，加热浓缩成清膏。龟甲胶、阿胶研成粗末，加黄酒浸泡后隔水炖烊，冲入清膏中和匀，最后加蜂蜜收膏。

【用法】于经前 2 ~ 3 天开始服用，每日 2 次，每次 15 ~ 20 克，温开水冲服。可连服 2 ~ 3 个经期。

【功效】清热化瘀。

【主治】血瘀型月经过多。

补气活血膏

【原料】生黄芪、生牡蛎、阿胶各 300 克，潞党参、紫丹参、龟甲、女贞子、墨旱莲、生蒲黄、大枣、制何首乌、桑葚、三棱、莪术、石见穿、石打穿各 150 克，大川芎、桃仁、大生地黄、炒当归、五灵脂、牡丹皮、赤芍、白芍、鸡内金、夏枯草、大熟地黄、炙鳖甲、茯苓、杜红花、路路通各 100 克，川牛膝、川桂枝各 50 克，皂角刺、生山楂各 200 克，广陈皮、制香附各 60 克，冰糖 500 克，黄酒适量。

【制法】将上述药物（除鸡内金、阿胶、冰糖、黄酒外）加适量水煎煮 3 次，将这 3 次煎液过滤去渣取汁合并，加热浓缩成清膏。鸡内金焙干研成细粉，阿胶加黄酒浸泡后隔水炖烊，与鸡内金粉一并冲入清膏中。最后加冰糖收膏。

【用法】每日 2 次，每次 15 ~ 20 克，温开水冲服。

【功效】补气活血。

【主治】气滞血瘀型月经过多。

理气活血膏

【原料】生地黄、熟地黄、南沙参、北沙参、西洋参、川楝子各 100 克，核桃仁、冰糖各 400 克，龟甲胶、炙黄芪、潞党参、赤芍、杜仲、枸杞子、六神曲、炒枳壳、桑寄生、续断、茯苓、全当归、肉苁蓉、炙鳖甲（先）各120克，枫斗、五味子、醋柴胡、川芎、扁桃仁、玉竹、麦冬、焦白术、朝鲜白参、炙远志、山茱萸各90克，清砂仁（后下）、肉桂心各30克，炙甘草、广陈皮、桔梗各60克，阿胶200克，黄酒适量。

【制法】将上述药物（除西洋参、朝鲜白参、龟甲胶、阿胶、冰糖、黄酒外）加适量水煎煮3次，将这3次煎液过滤去渣取汁合并，加热浓缩成清膏。西洋参、朝鲜白参另煎汁兑入清膏中，再将龟甲胶、阿胶研成粗末，加黄酒浸泡后隔水炖烊，冲入清膏中和匀。最后加冰糖收膏。

【用法】每日2次，每次15～20克，温开水冲服。

【功效】理气活血。

【主治】肾虚血瘀、脾虚气滞型月经过多。

第五节　月经不调

　　月经不调，又称月经失调，是指女性月经周期出现延长或缩短、月经持续天数波动较大、经量增多或减少甚至出现闭经等异常情况。同时，月经不调可能伴随腹痛、乳房疼痛、头晕以及贫血等多种症状。

　　女性月经不调的原因包括精神因素、药物因素、患有特定疾病以及过度运动等。精神因素如情绪波动、压力过大、焦虑等会影响神经内分泌系统的正常调控，从而引起月经不调。此外，过度运动和极端的饮食习惯也可能引起月经不调。

疏肝理气膏

【原料】炒当归、夏枯草、益母草各200克，制何首乌、福泽泻、王不留行、山慈菇、山茱萸、制香附、仙茅、川楝子、生晒参、肥知母、龟甲胶、鹿角胶、鳖甲胶、炒白术、牡丹皮、丹参、赤芍、白芍、生地黄、熟地黄各100克，软柴胡、抚川芎、广陈皮各60克，云苓、茯神、海藻、制黄精各120克，生甘草、细砂仁各30克，太子参、炒谷芽、炒麦芽、广郁金、淫羊藿、玉竹、怀山药、益智、覆盆子、鸡血藤、金樱子、桑葚、炒续断、炒杜仲各150克，皂角刺、败酱草、淮小麦、煅牡蛎、生黄芪、阿胶各300克，西洋参50克，冰糖、饴糖各250克，黄酒适量。

【制法】将上述药物（除生晒参、西洋参、龟甲胶、鳖甲胶、鹿角胶、阿胶、冰糖、饴糖、黄酒外）加适量水煎煮3次，将这3次煎液过滤去渣取汁合并，加热浓缩成清膏。西洋参、生晒参另煎汁兑入清膏，龟甲胶、鹿角胶、鳖甲胶、阿胶研成粗末，加黄酒浸泡后隔水炖烊，冲入清膏中调匀。最后加冰糖、饴糖收膏。

【用法】每日2次，每次15~20克，温开水冲服。

【功效】疏肝理气。

【主治】肝肾不足型月经不调。

健脾益肾膏

【原料】龙眼肉、小红枣、仙鹤草、生黄芪各200克，川杜仲、川续断各180克，桑寄生、山茱萸、枸杞子、炙狗脊、石楠叶、女贞子、益母草、鸡血藤、炒淮山药、生薏苡仁、焦山楂、煨金樱子、墨旱莲、潞党参、云茯苓、紫石英、杭白芍、炒当归各150克，桃仁泥、制香附、焦白术各100克，广陈皮、大川芎、赤石脂各90克，炙升麻、炙甘草、炮姜炭各60克，吉林人参50克，阿胶、核桃仁、黑芝麻各250克，冰糖300克。

【制法】将上述药物（除核桃仁、龙眼肉、黑芝麻、小红枣、阿胶、冰糖外）加适量水煎煮3次，每次煎煮2小时，过滤去渣取汁。将3次煎汁再入锅中，文火加热浓缩为清膏，加入阿胶（烊）、核桃仁、龙眼肉、黑芝麻、小红枣、冰糖收膏。

【用法】每次10克，每日2次，用温开水送服。

【功效】健脾益肾，固冲调经。

【主治】脾肾两虚型月经不调。

补气益血膏

【原料】仙鹤草、菟丝子、淫羊藿、丹参、穞豆衣、制何首乌、桑葚、阿胶、益母草、川续断、陈皮、炙黄芪、潞党参、云茯苓、焦白术、枸杞子、女贞子、炙甘草、炒当归、白芍、生地黄、熟地黄各200克，艾叶炭、炮姜炭、地榆炭、侧柏叶炭各100克，桑寄生、大枣、木香、酸枣仁、龙眼肉各150克，茅根炭、槐花炭、血余炭各80克，砂仁、三七粉各50克，冰糖500克，黄酒适量。

【制法】将上述药材（除三七粉、阿胶、冰糖、黄酒外）加适量水煎煮3次，将这3次煎液过滤去渣取汁合并，加热浓缩成清膏。阿胶研成粗末，加黄酒浸泡后隔水炖烊，连同三七粉一同倒入清膏中和匀。最后加冰糖收膏。

【用法】每日 2 次，每次 15 ～ 20 克，温开水冲服。

【功效】补气益血。

【主治】气血亏损型月经不调。

疏肝清热调经膏

【原料】牡丹皮 250 克，栀子、川楝子、炙甘草各 100 克，香附、地榆、当归、柴胡、白术各 120 克，薄荷 60 克，阿胶、茜草、白芍、泽兰、茯苓各 150 克，益母草、牡蛎各 300 克，延胡索 210 克，饴糖 500 克，黄酒适量。

【制法】将上述药物（除阿胶、饴糖、黄酒外）加适量水煎煮 3 次，将这 3 次煎液过滤去渣取汁合并，加热浓缩成清膏。阿胶研成粗末，加黄酒浸泡后隔水炖烊，冲入清膏中和匀，最后加饴糖收膏。

【用法】每日 2 次，每次 15 ～ 20 克，温开水冲服。

【功效】疏肝清热，凉血调经。

【主治】肝郁血热型月经不调。

扶阳祛寒调经膏

【原料】地黄、麦冬、阿胶、炙黄芪、淫羊藿各 250 克，当归、白芍各 200 克，甘草、吴茱萸各 100 克，巴戟天、牡丹皮、生晒参各 150 克，法半夏、补骨脂、桂枝、川芎、艾叶、香附、续断各 120 克，生姜 60 克，饴糖 500 克，黄酒适量。

【制法】将上述药物（除生晒参、阿胶、饴糖、黄酒外）加适量水煎煮 3 次，将这 3 次煎液过滤去渣取汁合并，加热浓缩成清膏。生晒参另煎汁兑入。阿胶研成粗末，加黄酒浸泡后隔水炖烊，冲入清膏中调匀。最后加饴糖收膏。

【用法】每日2次，每次15～20克，温开水冲服。

【功效】扶阳祛寒。

【主治】阳虚血寒型月经不调。

第六节　更年期综合征

更年期综合征，又称围绝经期综合征。更年期一般发生在45～55岁。其发病原因主要是妇女更年期时卵巢功能减退，雌激素分泌减少。最常见的症状是月经紊乱、情绪不稳定、易激动、面色潮红、潮热。

更年期综合征多表现为月经不调、植物性神经功能障碍性症状、神经精神性症状、新陈代谢及营养障碍性症状等。临床多表现为头晕、潮热、自汗、心烦、纳少、月经紊乱、周期不定。

逍遥散

【原料】吉林人参、枸杞子、木瓜、沙苑子、白蒺藜、鳖甲胶、清阿胶、川续断、川杜仲、云苓、广郁金、炒白术、柴胡、当归、赤芍、白芍、防风、制香附、巴戟天、红枣、红花、肉苁蓉、仙茅、制狗脊、炒知母、炒知柏、桃仁、葛根、川芎各90克，潞党参、淫羊藿、肥玉竹、桑寄生、生地黄、熟地黄、紫丹参、鸡血藤各150克，明天麻、佛手、炒枳壳各60克，玉桔梗、怀牛膝、绿萼梅、清炙甘草各45克，砂仁24克，制黄芪300克，白文冰500克。

【制法】将上述药物（除吉林人参、龟甲胶、清阿胶、白文冰外）加适量水共煎 3 次，将这 3 次煎液过滤去渣取汁，加热浓缩成清膏。吉林人参另煎，煎汁兑入合并，龟甲胶、清阿胶烊化后加入清膏中，再加白文冰收膏。

【用法】每晨以沸水冲饮 1 匙。

【功效】疏肝补肾，畅通血脉。

【主治】肝肾亏虚、气滞血瘀型更年期综合征。

温肾扶阳膏

【原料】丹参、熟地黄、山药各 300 克，山茱萸、枸杞子、当归、鹿角胶、阿胶、茯苓、泽泻、杜仲各 150 克，川椒、制附子、炙甘草各 100 克，瓜蒌、法半夏、赤石脂、补骨脂、冬瓜皮各 120 克，肉桂 45 克，红参 50 克，饴糖 500 克，菟丝子 200 克，黄酒适量。

【制法】将上述药物（除红参、鹿角胶、阿胶、饴糖、黄酒外）浸泡后加适量水煎煮 3 次，滤汁去渣，将这 3 次滤液合并，加热浓缩为清膏。红参另煎取汁，鹿角胶、阿胶加黄酒浸泡后隔水炖烊，兑入清膏和匀，最后加入饴糖收膏。

【用法】每次 15 ~ 20 克，每日 2 次，温开水调服。

【功效】温肾扶阳。

【主治】肾阳虚型更年期综合征。

疏肝宁心膏

【原料】茯苓、茯神、白芍各 120 克，柴胡、川芎、郁金、川楝子、橘核、荔枝核、桃仁、酸枣仁、延胡索、牡丹皮、栀子、当归、丹参、阿胶、鹿角胶、山楂、神曲、枳壳、香附各 90 克，青皮、陈皮各 60 克，甘草 30 克，白文冰 250 克，黄酒适量。

【制法】将上述药物（除阿胶、鹿角胶、白文冰、黄酒外）加适量水煎煮 3 次，滤汁去渣，将这 3 次滤液合并，加热浓缩为清膏。再将鹿角胶、阿胶研成粗末，加黄酒浸泡后隔水炖烊，冲入清膏中和匀。最后加入白文冰收膏。

【用法】每次 15 ~ 20 克，每日晨起 1 次，温开水调服。

【功效】疏肝宁心。

【主治】肝气郁结型更年期综合征。

养心安神膏

【原料】煅龙骨、煅牡蛎（先煎）、淮小麦、夜交藤各 300 克，黄芪 250 克，丹参、炒酸枣仁、当归、茯苓、茯神、开心果、天冬、麦冬各 120 克，太子参、五味子、白术、白芍、龟甲胶、郁金、大枣、远志、陈阿胶、鹿角胶各 90 克，百合 150 克，木香、炙甘草各 45 克，白文冰 250 克，黄酒适量。

【制法】将上述药物（除陈阿胶、鹿角胶、龟甲胶、黄酒、白文冰外）加适量水煎煮 3 次，滤汁去渣，将这 3 次滤液合并，加热浓缩为清膏。再将鹿角胶、阿胶、龟甲胶研成粗末，加黄酒浸泡后隔水炖烊，冲入清膏中和匀。最后加入白文冰收膏。

【用法】每次 15 ~ 20 克，每日晨起 1 次，温开水调服。

【功效】养心安神。

【主治】心气不足型更年期综合征。

解郁宁神膏

【原料】龙胆 45 克，黄芩 9 克，生大黄（后下）、黄连各 30 克，佛手、茯苓、茯神、牡丹皮、泽泻、半夏、郁金、当归、柴胡、栀子各 90 克，生地黄 120 克，赤芍、白芍各 150 克，绿萼梅 60 克，生铁落（先煎）300 克，白文冰 500 克。

【制法】将上述药物（除白文冰外）浸泡后加适量水煎煮 3 次，滤汁去渣，将这 3 次滤液合并，加热浓缩为清膏。最后加入白文冰收膏。

【用法】每日晨起 15 ~ 20 克，温开水冲服。

【功效】解郁宁神。

【主治】气郁化火型更年期综合征。

熟地养阴膏

【原料】熟地黄 250 克，菟丝子、制何首乌、牛膝、龟甲胶、鹿角胶、阿胶、百合、墨旱莲、黄精、钩藤、山茱萸、枸杞子各 150 克，菊花、女贞子、天麻各 120 克，肉苁蓉、黄芩各 200 克，山药、浮小麦、珍珠母各 300 克，黄连、炙甘草、西洋参各 100 克，饴糖 500 克，黄酒适量。

【制法】将上述药物（除西洋参、龟甲胶、鹿角胶、阿胶、饴糖、黄酒外）浸泡后加适量水煎煮 3 次，滤汁去渣，将这 3 次滤液合并，加热浓缩为清膏。西洋参另煎取汁，龟甲胶、鹿角胶、阿胶加黄酒浸泡后隔水炖烊，均兑入清膏和匀，最后加入饴糖收膏。

【用法】每次 15 ~ 20 克，每日 2 次，温开水调服。

【功效】滋养肾阴，佐以潜阳。

【主治】肾阴虚型更年期综合征。

第七节　多囊卵巢综合征

多囊卵巢综合征是育龄期妇女常见的一种复杂的内分泌及代谢异常引起的疾病，以慢性无排卵及高雄激素血症为特点。其主要临床表现为月经周期紊乱、不孕、多毛、痤疮，多伴有肥胖。

治疗多囊卵巢综合征，在不同的时期采取不同的治法：行经期，治疗以理气调血为主；经后期，治疗以养血滋阴、健脾补肾为主；排卵期，治疗以健脾补肾为主；黄体期，治疗以健脾补肾载胎为主。

毓麟固本膏

【原料】杜仲、熟地黄、附子、肉苁蓉、牛膝、破故纸、续断、官桂、甘草各 120 克，生地黄、大茴香、小茴香、菟丝子、蛇床子、天麻子、紫梢花、鹿角各 45 克，羊腰子 1 对，赤石脂、龙骨各 30 克，麻油 4 升，黄丹 1500 克，雄黄、丁香、沉香、木香、乳香、没药各 30 克，麝香 1 克，阳起石 1.5 克。

【制法】先用麻油熬前二十味药，熬枯去滓，入黄丹，最后下余药搅匀成膏。

【用法】妇人贴脐上，男子贴两肾俞及丹田穴，汗巾缚住，半月一换。

【功效】温肾填精，通血脉，利关节。

【主治】下元虚冷，虚劳不足，阳痿不举，举而不坚，遗精盗汗，久无子嗣，下淋白浊，腰疼腿痛，手足顽麻，半身不遂，小肠疝气，单腹胀满。及妇人干血劳瘵，久不受孕，成屡经小产。

排卵助孕膏

【原料】菟丝子、茯苓、川续断、覆盆子、阿胶、蜂蜜、补骨脂、潞党参、熟地黄、女贞子、山茱萸、枸杞子各200克，紫石英、沙参、白术、当归各150克，皂角刺、香附各100克，黄酒500毫升。

【制法】将上述药物（除阿胶、蜂蜜、黄酒外）加水煮取3次，去渣，合并滤液，加热浓缩为清膏，再将阿胶炖烊，冲入清膏和匀。最后加入蜂蜜收膏，以滴水成珠为度。

【用法】每日2次，每次20克，早晚饭后温服，连服7天。

【功效】补肾健脾，养血调经。

【主治】排卵期调理。

苍术导附膏

【原料】桃仁、丹参、潞党参、土牛膝、茯苓、薏苡仁、阿胶、蜂蜜、陈皮、当归、熟地黄各200克，甘草、白芍、川芎、枳壳、香附、胆南星、神曲、乌药各100克，苏木、泽兰、苍术、桂枝、法半夏各150克，黄酒500毫升。

【制法】将上述药物（除阿胶、蜂蜜、黄酒外）加水煮取3次，去渣，合并滤液，加热浓缩为清膏，再将阿胶炖烊，冲入清膏和匀。最后加入蜂蜜收膏，以滴水成珠为度。

【用法】每日2次，每次20克，早晚饭后温服，连服3天。

【功效】祛风散寒。

【主治】行经期调理。

第六章

男性疾病膏方

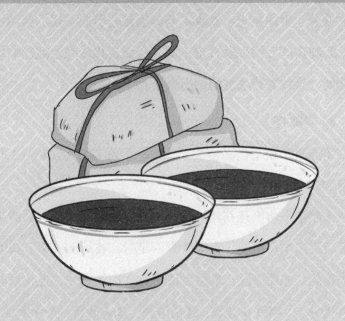

第一节　遗精

　　遗精，是指男子在非性交时出现的射精现象。发生在夜间睡梦中的称为"梦遗"，发生在白天清醒时的称为"滑精"，以"梦遗"为最多见的情况。通常来说，性成熟后的男子每月出现 1～2 次遗精属正常生理现象，但遗精次数过频，甚至白天遗精者，则属病理现象。

　　中医认为，遗精的发生主要是由于精关不固所致。情志失调、过度疲劳、手淫妄想、饮食不当等因素会引起心火的激动、湿热下注、心脾功能亏损以及肾虚不固，进而直接或间接地影响精关的稳固功能，导致梦遗或滑精的出现。

松子蜜膏

　　【原料】松子仁、金樱子、枸杞子各 125 克，麦冬 250 克，制蜂蜜 250 克。

　　【制法】将上述药物（除蜂蜜外）共洗净入锅，加适量水武火烧开后改用中火煎熬，直至汁剩一半时，将汁倒碗中。药中另加适量水重熬。如此 3 次，最后弃渣将这 3 次汁合并，再入锅煎煮至汁浓稠状时，干净纱布过滤，弃渣取汁，加入蜂蜜，并不断搅动收膏，待冷贮瓶备用。

　　【用法】每日服食 2 次，每次 5～10 克，早晚温开水送服。

【功效】补气温胃，固精涩肠。

【主治】心神恍惚、饮食无味、遗精者。

韭子丸

【原料】韭子（韭菜子）500 克，鹿茸 350 克，肉苁蓉、牛膝、熟地黄、当归各 150 克，巴戟天、菟丝子、杜仲、石斛、桂心、炮姜各 100 克。

【制法】将上述药物放入铜锅中，加入冷水浸泡 12 小时，水量以高出药面 15 厘米为宜，先用大火将药液煮沸，再用小火煎煮，保持微沸，煎煮时应及时搅拌，并去除浮于表面的泡沫，以免药液溢出，煮至 2 ~ 5 小时，过滤取出药液。药料续加冷水再煎，第二次加水量一般以淹没药料即可，如法煎煮 3 次为度，合并 3 次药液，静置沉淀，再用四层纱布过滤 3 次，尽量减少药液中的杂质。将煎出的药液再放在小火上煎煮蒸发浓缩，同时不断用筷子搅动药液，防止焦化，逐渐形成稠膏状，趁热用筷子取浓缩的药液滴于干燥皮纸上，以滴膏周围不见水迹为度。此谓清膏。饴糖、白蜜先行炒透，随后放入稠膏状的药液中，用小火煎熬，并不断用筷子搅摔和收膏。

【用法】每日 3 次，每服 1 汤匙，饭前服用，用温酒或盐汤送服。

【功效】温阳补肾，固精止遗。

【主治】成人梦精。

天根月窟膏

【原料】鹿茸、鹿角胶、乌贼骨、桑螵蛸、菟丝子、桂圆肉、归身、小茴香、山萸肉、紫石英、生杜仲、牛膝、草薢各 500 克，乌骨鸡 1 对，鲍鱼、海参、龟甲、茯苓、牡蛎、沙苑蒺藜、白芍、芡实、补骨脂、枸杞子、肉苁蓉、龙骨各 1000 克，鸡子黄 16 枚，羊腰子 16 枚，西洋参 1500 克，莲子 1500 克，熟地黄 2000 克，白蜜 1500 克。

【制法】将上述药物分为四组：①血肉有情之品：鹿茸、乌骨鸡、鲍鱼、鸡子黄、海参、龟甲、羊腰子，煎煮滤汁，将所滤汁液文火熬成膏状；②有粉无汁之品：茯苓、莲子、芡实、牡蛎、龙骨、白芍、乌贼骨，研为极细末；③鹿角胶、白蜜；④余药，煎煮滤汁，熬如膏状。将①②④混合，下入鹿角胶、白蜜，搅拌均匀，微火熬至如膏。

【用法】每服 1 匙，每日 3 次。

【功效】补阴益阳，强壮身体。

【主治】男子遗精滑泄、精寒无子、腰膝酸痛之属肾虚者。

清热化湿膏

【原料】猪苓、茯苓、煅牡蛎、蜂蜜、车前子各 300 克，黄柏、牡丹皮各 150 克，滑石、莲须、丹参各 200 克，知母、神曲、制大黄、石菖蒲、白术、苍术各 100 克，陈皮、甘草各 60 克，苦参 120 克。

【制法】将上述药材（除蜂蜜外）加适量水煎煮 3 次，滤汁去渣，将这 3 次滤液合并，加热浓缩为清膏。最后加蜂蜜收膏即成。

【用法】每次 15～20 克，每日 2 次，温开水调服。

【功效】清热化湿。

【主治】湿热内蕴型遗精。

双地锁阳膏

【原料】生地黄、山药、芡实、熟地黄、煅龙骨、煅牡蛎、制何首乌各 300 克，山茱萸、骨碎补、枸杞子、茯苓各 150 克，金樱子、肉苁蓉、锁阳、菟丝子、阿胶、沙苑子各 200 克，泽泻、牡丹皮、神曲、龟甲胶各 100 克，莲子 120 克，木香 50 克，蜂蜜 400 克，黄酒适量。

【制法】将上述药物（除阿胶、龟甲胶、蜂蜜、黄酒外）加适量水煎煮 3 次。将这 3 次煎液滤汁去渣，合并，加热浓缩为清膏。再将阿胶、龟甲胶研成粗末，加黄酒浸泡后隔水炖烊，冲入清膏中和匀。最后加蜂蜜收膏即成。

【用法】每次 15 ~ 20 克，每日 2 次，温开水调服。

【功效】补肾壮阳。

【主治】肾虚不藏型遗精。

第二节　阳痿

阳痿，是指阴茎持续不能达到或维持足够的勃起以完成满意性生活，病程在 3 个月以上，是最常见的一种男性性功能障碍。阳痿分为器质性阳痿与心理性阳痿。器质性阳痿是先天异常、疾病、药物、医源性等方面所致；心理性阳痿是最常见的性功能障碍性疾病。

阳痿多发生在 40 岁以上的成年人，近年来在年轻人中也多有发生。阳痿的发生率随年龄的增长而上升，男性在 50 岁以后，阳痿者明显增多。到了 65 ~ 70 岁时，阳痿的发生就会进入高峰。

壮阳膏

【原料】甘遂、甘草、附子、母丁香各 20 克，蟾酥、麝香各 5 克，楼葱汁 200 克。

【制法】将上述药物（除楼葱汁外）放入铜锅中，加入冷水浸泡 12 小时，水量以高出药面 15 厘米为宜。先用大火将药液煮沸，再用小火煎煮，保持微沸，煎煮时应及时搅拌，并去除浮于表面的泡沫，以免药液溢出，煮至 2 ~ 5 小时，过滤取出药液。药渣续加冷水再煎，第二次加水量淹没药料即可，如法煎煮 3 次为度，合并药液，静置沉淀，再用四层纱布过滤 3 次，尽量减少药液中的杂质。将楼葱汁与煎出的药液再放在小火上煎煮、蒸发、浓缩，同时不断用筷子搅动药液，防止焦化，逐渐形成稠膏状，搅拌和匀收膏。

【用法】不拘时候，取膏药放入肚脐中，以塑料薄膜贴好即可。

【功效】壮阳起痿。

【主治】肾阳不足所致的阳痿。

徐氏还少膏

【原料】山药、怀牛膝各 450 克，白茯苓、炙远志、龟甲胶（另包）、鹿角胶（另包）、枸杞子、五味子、山茱萸、八角茴香、楮实子、巴戟天、肉苁蓉各 300 克，干蜈蚣粉（另包）、露蜂房粉（另包）、吉林人参粉（另包）、木糖醇（另包）各 100 克，石菖蒲 150 克，白蒺藜 350 克，熟地黄、干地黄、绵杜仲各 500 克，黄酒适量。

【制法】将上述药物（除粉、胶、木糖醇、黄酒外）先用自来水冲洗一遍后倒入紫铜锅内，加自来水浸泡一宿，头煎用武火煮沸后改用文火煮 2 小时。二、三煎如法煎煮各 1 小时。将这 3 次煎药汁合并后再用文火浓缩。另取一锅将龟甲胶、鹿角胶加黄酒隔水炖烊，一并加入浓缩药液中，膏将成时掺入干蜈蚣粉、露蜂房粉、吉林人参粉、木糖醇搅匀，再煮两沸收膏。膏成瓶装密封，冰箱冷藏备用。

【用法】每日早晚各服 1 匙（约 20 克），温开水化开温服。

【功效】温阳益肾。

【主治】阳痿不举，夜寐不宁，面色少华，神疲畏寒，口干喜热饮，大便偏溏，腰膝酸软，尿后余沥。

鹿鞭茸膏

【原料】鹿鞭 1 对，鹿茸 30 克，阿胶 250 克，冰糖、黄酒各适量。

【制法】将上述药物（除冰糖、黄酒外）择净，研为细末，同放在锅内，加入清水、黄酒，最后加冰糖文火熬膏即成。

【用法】每次 10 克，每日 2 次，温开水冲服，或调入米粥中服食。

【功效】补肾壮阳，益肾暖宫。

【主治】肾阳虚所致的阳痿不举、性欲低下、宫寒不孕等。

清热化湿膏

【原料】猪苓、茯苓、车前子、薏苡仁、木瓜各 300 克，草薢 200 克，当归、黄柏、知母、苍术、神曲、柴胡、山楂各 100 克，汉防己、虎杖、泽泻、川牛膝、茵陈蒿、生地黄各 150 克，陈皮、甘草、龙胆各 60 克，苦参 90 克，蜂蜜 400 克。

【制法】将上述药物（除蜂蜜外）加适量水浸泡，煎煮 3 次，过滤去渣取汁，将这 3 次滤液合并，加热浓缩成清膏。最后加蜂蜜

第六章 ▼ 男性疾病膏方

111

收膏即成。

【用法】每次 15 ~ 20 克，每日 2 次，温开水调服。

【功效】清热化湿。

【主治】湿热下注型阳痿。

滋阴补肾膏

【原料】茯苓 300 克，生地黄、熟地黄、菟丝子、枸杞子、桑寄生、金樱子、山茱萸、五味子、女贞子、墨旱莲、龟甲胶、续断各 150 克，牡丹皮、泽泻、知母、黄柏、川牛膝、丹参、车前子、鳖甲胶各 100 克，郁金、陈皮各 60 克，蜂蜜 400 克，黄酒适量。

【制法】将上述药物（除龟甲胶、鳖甲胶、蜂蜜、黄酒外）加水煎煮 3 次，滤汁去渣，将这 3 次滤液合并，加热浓缩为清膏。再将龟甲胶、鳖甲胶研成粗末，加黄酒浸泡后隔水炖烊，冲入清膏中和匀。最后加蜂蜜收膏即成。

【用法】每次 15 ~ 20 克，每日 2 次，温开水调服。

【功效】滋阴补肾。

【主治】阴虚火旺型阳痿。

第三节　不育症

不育症，是指夫妇同居 1 年以上，没有采取任何避孕措施，由于男方的因素造成女方不孕的情况。中医学称不育症为"无嗣"，认为与先天之本肾、后天之本脾及任脉、冲脉的元气精血不足有关。

不育症并非是单一独立的疾病，而是由多种因素共同造成男性不育的结果。它是由多种因素造成的复杂的临床现象，任何影响精子产生、成熟、排出、获能或受精的因素都可能影响男性的生育能力。

清热益肝膏

【原料】薏苡仁、海金沙、败酱草、车前子各 300 克，土茯苓 200 克，生地黄、阿胶、白花蛇舌草、川牛膝、白术各 150 克，当归、泽泻、茯苓各 120 克，栀子、知母、黄柏、苍术、龙胆、柴胡、神曲各 100 克，陈皮、甘草各 60 克，冰糖 400 克，黄酒适量。

【制法】将上述药物（除阿胶、冰糖、黄酒外）加适量水煎煮 3 次，将这 3 次煎液过滤去渣取汁合并，加热浓缩成清膏。阿胶研成粗末，加黄酒浸泡后隔水炖烊，冲入清膏中和匀。最后加冰糖收膏即成。

【用法】每日 2 次，每次 15 ~ 20 克，温开水冲服。

【功效】补肝益肾，清热化湿。

【主治】肝经湿热型男性不育症。

益气养血膏

【原料】炙黄芪 250 克，炒党参 180 克，生地黄、熟地黄各 150 克，枸杞子、茯苓、茯神各 120 克，白术、白芍、当归、川芎、远志、制何首乌、陈阿胶、炒黄精、红花、川芎、川续断、杜仲、大枣各 90 克，肉桂（后下）、炙甘草各 30 克，陈皮、广木香、鳖甲胶各 60 克，鹿角胶 45 克，白文冰 250 克，黄酒适量。

【制法】将上述药物（除鳖甲胶、陈阿胶、鹿角胶、白文冰、黄酒外）加适量水煎煮 3 次，将这 3 次煎液过滤去渣取汁合并，加热浓缩成清膏。鳖甲胶、陈阿胶、鹿角胶加黄酒浸泡后隔水炖烊，冲入清膏中和匀，最后加白文冰收膏即成。

【用法】每晨 1 匙，温开水冲服。

【功效】益气养血，补虚扶正。

【主治】气血虚弱型男性不育症。

活血化瘀膏

【原料】生地黄、阿胶、蜂蜜、冰糖、熟地黄各 300 克，丹参 200 克，鸡血藤、女贞子、菟丝子、黑芝麻各 150 克，桃仁、红花、当归、川芎、白芍、赤芍、牛膝、白术、牡丹皮、茯苓、鸡内金、陈皮、延胡索、柴胡、枳壳、蜈蚣、甘草各 100 克，砂仁（后下）30 克，木香 60 克，核桃仁 250 克，黄酒适量。

【制法】将上述药物（除核桃仁、黑芝麻、阿胶、蜂蜜、冰糖、黄酒外）加适量水煎煮 3 次，将这 3 次煎液过滤去渣取汁合并，加热浓缩成清膏。核桃仁、黑芝麻研成细粉，阿胶加黄酒浸泡后隔水炖烊，与核桃仁、黑芝麻粉一并冲入清膏中和匀。最后加蜂蜜、冰糖收膏即成。

【用法】每日 2 次，每次 15 ~ 20 克，温开水冲服。

【功效】活血化瘀。

【主治】血脉瘀阻型男性不育症。

补肾固精膏

【原料】制黄精、冰糖各 300 克，菟丝子、制何首乌、党参、沙苑子、女贞子、枸杞子、黑芝麻、阿胶、鹿角胶、覆盆子、五味子、车前子、茯苓、生地黄、牡丹皮、金樱子、芡实各 150 克，怀山药、泽泻、当归、肉苁蓉、白术、白芍、白菊花各 100 克，甘草 60 克，大枣、核桃仁各 250 克，黄酒适量。

【制法】将上述药物（除核桃仁、黑芝麻、阿胶、鹿角胶、冰糖、黄酒外）加适量水浸泡，煎煮 3 次，过滤去渣取汁，将这 3 次滤液合并，加热浓缩成清膏。核桃仁、黑芝麻均研成细粉，阿胶、鹿角胶加黄酒浸泡，隔水炖烊，与核桃仁、黑芝麻粉一并冲入清膏中和匀。最后加冰糖收膏即成。

【用法】每日 2 次，每次 15 ~ 20 克，开水冲服。

【功效】补肾填精。

【主治】肾精不足型男性不育症。

填精补血膏

【原料】生地黄、熟地黄、白文冰各 250 克，巴戟天 120 克，山药 150 克，山茱萸、肉苁蓉、菟丝子、枸杞子、当归、杜仲、沙苑子、淡附片（先煎）、莲子肉、韭菜子、鹿角胶、蛇床子、补骨脂各 90 克，肉桂 45 克，木香、炙甘草各 30 克，鳖甲胶、陈皮、红花各 60 克，黄酒适量。

【制法】将上述药物（除鳖甲胶、鹿角胶、白文冰、黄酒外）加适量水煎煮 3 次，将这 3 次煎液过滤去渣取汁合并，加热浓缩成清膏。鳖甲胶、鹿角胶加黄酒浸泡后隔水炖烊，冲入清膏中和匀。最后加白文冰收膏即成。

【用法】每晨 1 匙，温开水冲服。

【功效】填精补血。

【主治】肾阳虚型男性不育症。

第四节　阴囊肿大

阴囊肿大，是指阴囊壁或鞘膜、睾丸、附睾、精索等阴囊内含物肿大。出现这种情况，对男性的影响比较大，会伴有一些不适的临床表现。一般情况下，阴囊肿大可能与慢性睾丸炎、急性非特异性睾丸炎、附睾炎、肿瘤有关。

阴囊肿大可因阴囊皮肤及其内含物（鞘膜、睾丸、附睾和精索）病变，或腹腔内容物（腹水、内脏）等下降进入阴囊，致使阴囊体积增大。因急、慢性炎症，寄生虫侵入，本身器质性改变、肿瘤等可使阴囊炎性渗出增加，出现水肿积液，导致病理性肿胀。

敷药

【原料】大戟、芫花、甘遂、海藻、甘草各 10 克。

【制法】将大戟、芫花、甘遂、海藻打成粉状，以米醋调和成膏状备用。

【用法】甘草口服，然后将膏药摊于牛皮纸上，敷于患处，用绷带包好即可。

【功效】逐水消肿，和中健脾。

【主治】腹胀满，腹部坚硬如石或阴囊肿大。

皂角膏

【原料】大黄25克，黑牵牛（半炒半生）、猪牙皂角各50克。

【制法】将上述药物研为细末，炼蜜后下入药末，搅拌均匀如膏状。

【用法】每服3克。

【功效】泄热通便，解毒活血。

【主治】肾经有热、阴囊赤肿、大便秘涩。

元戟膏

【原料】大戟、芫花、甘遂、海藻各30克。

【制法】将以上药材研为细末，醋调如膏状，摊绵纸上。

【用法】外贴肿处，口含甘草片。

【功效】泻水逐饮，消肿散结。

【主治】水肿、腹满如石、阴囊肿大。

二神散

【原料】煅牡蛎100克，良姜50克。

【制法】将以上药材共研为末，备用。

【用法】津唾或水调服。小便处须臾如火热，略痛即平安。

【功效】消肿散结，清热定痛。

【主治】阴囊偏坠、疝气。

葱白膏

【原料】葱青白、菘菜子、葶苈子、蒴翟、生蛇衔各25克，青木香60克，莽草30克，丹参25克，蒺藜子50克。

【制法】将上述药物与猪膏同煎，反复煎煮，不断浓缩，直至水干膏成，滤去渣。

【用法】取适量，敷痛处。

【功效】清热解毒，祛风利湿。

【主治】虚劳发热及阴囊水肿坚硬。

第五节　前列腺肥大

前列腺肥大，又称前列腺增生，是引起中老年男性排尿障碍最常见的一种良性疾病。前列腺是男性生殖系统的一部分，形似栗子，其主要功能是构成后尿道和分泌前列腺液。前列腺肥大主要表现为尿频、尿急、夜尿增多、排尿分叉和进行性排尿困难等症状。

前列腺肥大多在 50 岁以后显现症状，尤其在 60 岁左右症状更为显著。病情的严重程度主要由增生引起的尿路梗阻程度、病变进展速度以及是否存在并发症等多方面因素决定。

双地山药膏

【原料】生地黄 300 克，熟地黄 300 克，蜂蜜 300 克，山药 300 克，泽泻、山茱萸各 120 克，猪苓、麦芽、茯苓、牡丹皮、女贞子、墨旱莲、石斛、枸杞子、海金沙、车前子（包煎）、牛膝各 150 克，三七、菟丝子、龟甲胶各 100 克，阿胶 250 克，黄酒适量。

【制法】将上述药物（除阿胶、龟甲胶、蜂蜜、黄酒外）加适量水煎煮 3 次，将这 3 次煎液滤汁去渣，合并，加热浓缩为清膏。再将阿胶、龟甲胶研成粗末，加黄酒浸泡后隔水炖烊，冲入清膏中和匀。最后加蜂蜜收膏即成。

【用法】每次 15 ~ 20 克，每日 2 次，温开水调服。

【功效】滋阴益肾。

【主治】肾阴亏虚型前列腺增生。

温阳益脾膏

【原料】熟地黄、蜂蜜、车前子、山药、杜仲、夏枯草各 300 克，茯苓、山茱萸各 200 克，狗脊、川牛膝、怀牛膝、牡丹皮、浙贝母、火麻仁、郁李仁各 150 克，陈皮、肉桂各 60 克，鹿角胶 100 克，阿胶 250 克，黄柏 50 克，泽泻 120 克，制附子 90 克，黄酒适量。

【制法】将上述药物（除鹿角胶、阿胶、蜂蜜、黄酒外）加适量水煎煮 3 次，将这 3 次煎液过滤去渣取汁合并，加热浓缩成清膏。鹿角胶、阿胶加黄酒浸泡后隔水炖烊，冲入清膏中和匀。最后加蜂蜜收膏即成。

【用法】每日 2 次，每次 15 ~ 20 克，温开水冲服。

【功效】温阳益脾。

【主治】脾肾阳虚型前列腺增生。

清热利湿膏

【原料】萹蓄、阿胶、蜂蜜各 150 克，车前子（包煎）300 克，瞿麦、知母、黄柏、苍术、栀子、滑石、木通、生地黄、淡竹叶、甘草各 100 克，肉桂、灯心草各 60 克，冰糖 250 克。

【制法】将上述药物（除阿胶、蜂蜜、冰糖外）浸泡后加适量水共煎3次，将这3次煎液去渣取汁合并，浓缩成清膏。阿胶隔水炖烊，冲入清膏中和匀。最后加蜂蜜、冰糖收膏即成。

【用法】每日晨晚各1匙，用温开水冲服。

【功效】清利湿热。

【主治】湿热蕴结型前列腺增生。

第七章

皮肤疾病膏方

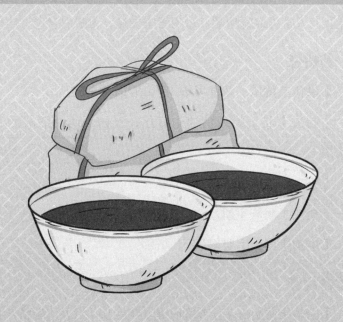

第一节　冻疮

冻疮是长期暴露于寒冷环境中而引起的局限性红斑炎症性皮肤损伤。典型皮损为局限性、蚕豆大小、暗紫红色隆起水肿性斑块或硬结，边界不清，边缘鲜红色，中央青紫色，表面紧绷光亮、触之冰凉、压之褪色、去压后恢复较慢。

中医认为,冻疮是以手背、足背、耳郭、面颊等部位出现红肿发凉、瘙痒疼痛,甚至皮肤紫黯、溃烂为主要表现的疮疡类疾病。妇女、儿童和老人常为此病所累。每年冬季发病,天暖后自愈,病程迁延。

黄蜡膏

【原料】黄蜡、清油各 50 克,五倍子 10 克。

【制法】将黄蜡入清油中煎化,五倍子研为细末下入,熬如膏状。

【用法】外涂患处。

【功效】润肤生肌。

【主治】冬天手足皲裂。

白及膏

【原料】头发 50 克,桐油 1 碗,川白芷、白及、松脂末各 10 克。

【制法】先将头发入桐油内煎至化尽,再下入川白芷、白及、松脂末,搅拌均匀,冷凝即成。

【用法】先用温水泡洗皲裂处，令软，拭干，再敷膏药。

【功效】润肤生肌。

【主治】足跟皲裂。

枸杞子膏

【原料】枸杞子20克，白芷、吴茱萸各5克，香脂适量。

【制法】将上述药物（除香脂外）烘脆，研为极细末，加入香脂，调成膏状。

【用法】涂于患处，每隔4～6小时涂1次。

【功效】散寒活瘀。

【主治】冻疮。

东垣润肌膏

【原料】沥青40克，黄蜡8克，乳香2克，清油20克。

【制法】先用文火将沥青熬开，然后放入黄蜡、乳香继续熬制，再放入清油熬制一段时间后，将药液滴于水中。若药液变硬则继续添加清油熬制，若药液不变硬则用棉布滤出药液，然后放入陶瓷罐中备用。

【用法】先将患处放于火旁烘烤，膏药放在火上烘烤，然后将膏药涂于裂口处，再用纸覆盖在患处即可。

【功效】活血润肤。

【主治】皮肤开裂，疼痛不能见风者。

牛脂樟脑膏

【原料】牛脂30克，樟脑、甘油各10克，香料适量。

【制法】将牛脂放入容器内加热至熔化时，即放入樟脑、甘油、香料，搅拌待冷凝为膏备用。

【用法】冻伤轻症者用时可直接用药膏涂抹，冻疮欲溃者用时，可微加热使药膏熔后，蘸之搽患处。

【功效】散寒活瘀。

【主治】Ⅰ度、Ⅱ度冻伤及皲裂。

第二节　痤疮

痤疮，又称青春痘、酒刺、暗疮、粉刺，是皮肤科最常见的病种之一。痤疮首先好发于面颊、额部、颊部和鼻唇沟，其次是胸部、背部和肩部。痤疮是发生在毛囊皮脂腺的一种慢性皮肤病，以白头粉刺、黑头粉刺、炎性丘疹、脓疱等为主要表现。

痤疮的发病主要与性激素水平、皮脂腺大量分泌、痤疮丙酸杆菌增殖、毛囊皮脂腺导管的角化异常及炎症等因素相关，但最关键的因素就是毛孔堵塞。痤疮好发于青春期的男性和女性，男性略多于女性，但女性发病早于男性。

消痤膏

【原料】防风、刺蒺藜、白鲜皮、苦参、蒲公英、土茯苓、薏苡仁、赤芍各10克。

【制法】将上述药物水煎，口服，每日1剂。或按以上比例配方，煎汁过滤浓缩，配入雪花膏等基质，制成消痤膏。

【用法】口服或清洁皮肤后外擦，每日3次。

【功效】祛风凉血，清热燥湿。

【主治】痤疮、湿疮、皮肤瘙痒。

疏肝化郁膏

【原料】丹参、香附、郁金、茯苓、黄芩、赤芍、牡丹皮、当归、柴胡、白术、连翘各100克，延胡索60克，栀子、薄荷、陈皮、甘草各50克，冰糖300克。

【制法】将上述药物（除冰糖外）加适量水煎煮3次，滤汁去渣，将这3次滤液合并，加热浓缩为清膏，最后加冰糖收膏即成。

【用法】每次10~15克，每日2次，温开水调服。

【功效】疏肝化郁。

【主治】肝气郁结型痤疮。

第三节　湿疹

湿疹，是一种最为常见的过敏性炎症性皮肤病，通常可分为急性和慢性两种类型。急性湿疹的发病部位多为四肢弯曲处、面部以及手部等易受刺激的部位。在婴幼儿时期，特别容易发生在头面部，可能是由于婴儿皮肤对外界刺激的敏感性较高。

慢性湿疹特征是皮损局限，皮疹呈现红色，表面呈现干燥脱屑的症状，皮肤浸润增厚，伴随色素沉着。慢性湿疹通常是由急性湿疹反复发作、病程逐渐演变而来的。

二黄膏

【原料】川黄连、硫黄、大枫子仁、青黛各 10 克,生杏仁 5 克,樟脑 3 克,蜂蜜适量。

【制法】将上述药物(蜂蜜除外)共研为极细末,加入蜂蜜搅拌均匀,装瓶备用。

【用法】用时涂抹患处,每日 3 ~ 4 次,以皮损痊愈为止。

【功效】燥湿泻热,泻火解毒。

【主治】小儿湿疹。

湿疹膏

【原料】川黄连 30 克,凡士林 250 克。

【制法】将川黄连研为极细粉末,过 110 目筛,与凡士林和成膏。

【用法】每日 1 次,每次取 10 克左右,涂患处。

【功效】散风祛湿。

【主治】湿疹。

健脾止痒膏

【原料】黄芪、制半夏、神曲各 100 克,党参、白术、茯苓、山药、莲子、芡实、地肤子、白蒺藜、徐长卿、乌梢蛇、丹参各 150 克,甘草 90 克,阿胶 200 克,陈皮 60 克,蜂蜜、薏苡仁各 300 克,黄酒适量。

【制法】将上述药物(除阿胶、蜂蜜、黄酒外)加适量水煎煮 3 次,滤汁去渣,将这 3 次滤液合并,加热浓缩为清膏。再将阿胶研成粗末,加黄酒浸泡后隔水炖烊,冲入清膏中和匀。最后加蜂蜜收膏即成。

【用法】每次 15 ~ 20 克，每日 2 次，温开水调服。

【功效】健脾止痒。

【主治】脾虚型湿疹。

绿豆粉蜂蜜膏

【原料】绿豆粉 30 克，蜂蜜 9 克，冰片 3 克，醋 30 克。

【制法】将绿豆粉用锅炒成灰黑色，同蜂蜜、冰片、醋共调和为胶状。

【用法】每日 1 次，每次取 10 克，摊油纸上，当中留孔，敷于患处。

【功效】清热解毒。

【主治】湿疹、疮疖、痈疽。

第四节　黄褐斑

黄褐斑，又称"蝴蝶斑""肝斑"或"妊娠斑"。黄褐斑主要发生在面部，尤其集中在颧部、颊部、鼻、前额和颏部。这些斑片通常呈现边界不清晰的褐色或黑色，常具有对称性。黄褐斑的危害主要在女性中较为广泛。

黄褐斑的发生涉及多种因素，内分泌功能失调是其中一个重要原因，如月经不调、痛经、闭经以及卵巢功能失调等情况都与黄褐斑的形成有关。此外，一些慢性疾病包括肝炎、内脏肿瘤和营养不良，也会使体内代谢平衡失调，黑色素增多，从而引发黄褐斑。

柴胡消斑膏

【原料】广郁金、蜂蜜、龟甲胶、鳖甲胶、延胡索各 100 克，炒白芍、焦白术、女贞子各 120 克，紫丹参、阿胶、鸡血藤各 200 克，西洋参、生晒参、京赤芍、全当归、白茯苓、益母草、生地黄各 150 克，软柴胡、北沙参、麦冬、川楝子、杭白菊、枸杞子各 90 克，佛手片 60 克，炙甘草 30 克，冰糖 250 克。

【制法】将上述药物（除西洋参、生晒参、阿胶、龟甲胶、鳖甲胶、冰糖、蜂蜜外）浸泡后加适量水共煎 3 次，将这 3 次煎液去渣取汁合并，加热浓缩成清膏。西洋参、生晒参另煎取汁，加入清膏中。阿胶、龟甲胶、鳖甲胶隔水炖烊，加入冰糖、蜂蜜收膏。

【用法】每日晨晚各 1 匙，用温开水冲服。

【功效】疏肝理气，活血消斑。

【主治】肝气郁结型黄褐斑。

荆芷玉容膏

【原料】荆芥、菊花各 25 克，白芷、生晒参、白及、木瓜、苦参、土茯苓各 50 克，雪花膏 1000 克。

【制法】将上述药物（除雪花膏外）研成米粒大，加入 10 倍量水煎煮 3 次，每次 1 小时。将滤液混匀，低温浓缩至稠膏状，加入雪花膏，充分混匀、分装、灭菌备用。

【用法】取适量早晚搽脸，8 周为 1 个疗程，治疗期间停用一切化妆品和其他治疗方法。

【功效】疏肝解瘀，养血润肤。

【主治】黄褐斑。

活血化瘀消斑膏

【原料】炙黄芪、紫丹参、生地黄、龟甲胶、西洋参、大枣、核桃仁各150克，全当归、川楝子、仙鹤草、广郁金、京赤芍各120克，大川芎、光桃仁、软柴胡各90克，杜红花60克，绿豆衣、生晒参、鳖甲胶、蜂蜜、矮地茶各100克，阿胶200克，生甘草30克，冰糖250克。

【制法】将上述药物（除西洋参、生晒参、阿胶、龟甲胶、鳖甲胶、大枣、核桃仁、冰糖、蜂蜜外）浸泡后加适量水共煎3次，将这3次煎液去渣取汁合并，浓缩成清膏。西洋参、生晒参另煎取汁兑入清膏。阿胶、龟甲胶、鳖甲胶隔水炖烊，加入清膏中，再加入大枣、核桃仁、冰糖、蜂蜜收膏。

【用法】每日晨晚各1匙，用温开水冲服。

【功效】理气活血，化瘀消斑。

【主治】气滞血瘀型黄褐斑。

第五节　白癜风

白癜风，是一种后天性的皮肤色素脱失病，是由黑色素细胞功能的消失引起。白癜风可在全身各个部位发生，但更常见于指背、腕部、前臂、颜面、颈项以及生殖器周围。

白癜风好发于受阳光照射及摩擦损伤的部位，病损多对称分布，常伴有硬皮病、糖尿病、甲状腺疾病等自身免疫性疾病。白癜风分为局限型、散发型、泛发型，与气血不和、经络阻滞、湿热阻滞、肝郁气滞、肝肾不足、脾肾阳虚等有关。

苦参膏

【原料】苦参、盐各 0.3 克，酒 1000 毫升。

【制法】前 2 味药捣为末，先以酒 1000 毫升煎至 400 毫升，放入药末，搅匀，慢火再煎成膏。

【用法】每用先以生布揩患处，令赤，涂之。

【功效】清热利湿。

【主治】白癜风、筋骨痛。

野茴香膏

【原料】野茴香 222 克，除虫菊根、白鲜皮、干姜各 44 克，蜂蜜 1100 克。

【制法】将蜂蜜倒入容器内，置沸水中溶化水浴，搅拌除沫；将其余药材共研细过筛之药面徐徐倒入蜂蜜内，充分搅拌成糊状，放置成膏。

【用法】每日 3 次，每次服 15 克。10 天后，每次增加 5 克，一直加至 30 克，日量 90 克，直至痊愈。

【功效】理气活血。

【主治】白癜风。

枯矾蝉蜕膏

【原料】枯矾、蝉蜕、硫黄、白蒺藜各 30 克，密陀僧 60 克，轻粉 5 克，地塞米松软膏 200 克。

【制法】将上述药物（除地塞米松软膏外）研为极细末，过120目筛，混合均匀，加入地塞米松软膏搅拌后装瓶备用。

【用法】用时根据病灶大小，取药膏适量涂于患处，每日3～4次。

【功效】活血疏风。

【主治】白癜风。

第六节　头皮屑

头皮屑，又称白屑风，因白屑层层飞扬而定名。头皮屑大多因风热之邪外袭，导致皮肤失去滋润营养而干燥、脱屑；或因过食肥甘油腻、辛辣厚味、酒类等，致使脾胃运化失常，肠胃积湿生热。

常见的临床表现有头皮正常，仅梳头的时候掉头屑；头皮屑非常多，而且皮层很厚，多见于银屑病；头皮上的鳞屑呈油腻性，头发油腻、干枯，头皮上也有些红斑，多见于脂溢性皮炎。

松脂膏

【原料】松脂、白芷、杏仁各120克，天雄、莽草、踯躅花、秦艽、独活、乌头、辛夷仁、甘松香、零陵香、香附子、藿香、甘菊花各60克，蜀椒、川芎、沉香、牛膝、青木香各90克，松叶50克。

【制法】将上述药物切碎，用醋浸渍1晚，与生麻油一起小火煎煮，直至酒气消尽，过滤去渣。

【用法】取适量，摩头顶上，每发根下——摩之。每次临睡前摩之，摩时不用避风，白天晚上可正常活动，直至痊愈。

【功效】祛风止痒，去屑生发。

【主治】头风引起的鼻塞、头眩、脱发。

生发膏

【原料】乌喙、莽草、石楠草、细辛、续断、泽兰、白术、辛夷、白芷、防风各 60 克，柏叶 100 克，猪脂 800 克。

【制法】将上述药物用醋浸渍 1 晚，再与猪脂合煎，不断煎煮，反复浓缩，直至膏成，去渣过滤，贮存备用。

【用法】取适量，待洗发后涂之。

【功效】祛风止痒。

【主治】头风、头痒、头皮生白屑。

五香膏

【原料】藿香、甘松香、甲香、丁香、附子、续断、乌喙各 15 克，泽兰、防风、细辛、白术各 12 克，白芷、松叶、莽草各 21 克，柏叶 24 克，大皂荚 10 克，炙甘草 9 克，猪膏 800 克。

【制法】先将上述药物（除猪膏外）切碎，棉布包裹，放入醋中浸渍 1 晚，再加入猪膏同煎，直至附子色变黄为度，过滤去渣。

【用法】待洗头后，取膏适量反复揩头皮，见热气蒸腾，进入头皮为度。

【功效】祛风止屑，养发生发。

【主治】头风。

第七节　杨梅疮毒

杨梅疮毒，又称梅毒，因疮的外形似杨梅，故名。多因气化（间接）传染和精化（接触）传染而发。发病前，多见有发烧，头痛，骨节部位酸痛，咽干喉痛，并逐渐出现皮表病变。

杨梅疮毒包括各种皮肤病变。若皮肤先起红晕，后发斑点，称杨梅斑；若状如风疹样，称杨梅疹；若形如赤豆，嵌于肉内，坚硬如豆，称杨梅豆；若疹粒破烂，肉反突出于外，称翻花杨梅；若梅毒侵于骨髓、关节、内脏，统称杨梅结毒。

莹珠膏

【原料】猪板油400克，白蜡120克，轻粉末、洋樟各60克，冰片末4克。

【制法】将猪板油与白蜡熔化，离火候温，入轻粉末、洋樟，搅匀，候稍冷，再入冰片末，搅匀成膏，贮于瓷罐中听用。

【用法】取膏适量，摊贴患处。

【功效】拔毒去腐，定痛生肌。

【主治】杨梅疮、杖疮、下疳等。

黑虎膏

【原料】草乌150克，南星、半夏、大黄、五倍子（同绿豆250克共炒焦）、干姜、姜黄、黄柏各100克。

【制法】将上述药物研为细末，共和匀。用葱汁、米醋调成膏。

【用法】贴患处。时常以葱醋润之，毋令干燥。其膏一日又取下，加些新的，复研再贴，以消为度。

【功效】清热解毒，消肿止痛。

【主治】杨梅风块，作肿作痛。

鹅胆膏

【原料】杏仁 10 克，轻粉、胆矾各 5 克，鹅胆汁适量。

【制法】将上述药材（除鹅胆汁外）研为细末，加入鹅胆汁调如膏状。

【用法】外敷疮上。

【功效】清热解毒，消肿散结。

【主治】杨梅疮。

杨梅疮毒膏

【原料】千里光（采茎叶）500 克，防风、荆芥、黄柏、金银花、当归、生地黄各 100 克，川椒、白芷、大黄、红花各 50 克，苦参200 克。乳香、没药各 50 克，轻粉 15 克。

【制法】将千里光捣汁，砂锅内熬成膏。余药（除乳香、没药、轻粉外）用麻油浸 3 日，熬枯呈黑色，去滓，每油 2 碗，配千里光膏 1 碗，再熬，滴水成珠，飞丹收成膏，入乳香、没药，轻粉，用槐枝搅匀。

【用法】外涂患处。

【功效】清热解毒，消肿止痛。

【主治】贴疮风、杨梅疮、鹅等症。

第八章

骨伤疾病膏方

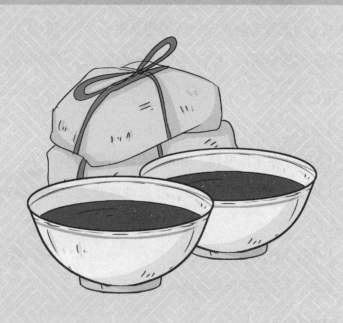

第一节　腰痛

腰痛，又称腰脊痛，是一种因腰部感受外邪、劳伤，或由肾虚导致气血运行失调、脉络绌急，腰府失养等引起的疾病。其主要症状为腰部一侧或两侧疼痛。腰痛是一类常见的疾病，尤其在体力劳动者中发生率较高，常与腿痛同时存在。

腰痛的发病机制多种多样，可能与外邪侵袭、劳损、肾虚等因素有关。外邪侵袭指外界的不良环境、气候变化等因素影响腰部区域，引起腰痛的发生。劳损则是由于长时间的体力劳动或姿势不当引起腰部肌肉、韧带等组织的损伤，进而引起疼痛的症状。

木瓜膏

【原料】木瓜10枚。

【制法】将木瓜捣碎，用酒、水各半煎煮为膏。

【用法】趁热贴于痛处，外以纱布裹之，冷即换药，每日3～5次。

【功效】舒筋活络，化湿止痉。

【主治】下肢肌肉痉挛疼痛。

摩腰膏

【原料】制附片、川乌、天南星、朱砂、雄黄、樟脑、丁香、干姜、麝香（现多以人工麝香代替）各100克。

【制法】将上述药物磨成粉状，然后以白蜜调制成丸状。

【用法】使用时用生姜汁化开，在腰间摩擦即可。将药膏放于手掌，每天饭后在腰间摩擦，然后用布帛包好，待到腰上发热如火。隔日使用 1 次。

【功效】温补肾阳。

【主治】肾阳不足引起的腰痛。

黄明胶膏

【原料】生姜 500 克，黄明胶 50 克。

【制法】将 500 克生姜捣汁，与黄明胶同煎成膏。

【用法】浓纸摊贴腰眼甚效。

【功效】行气止痛。

【主治】腰痛。

第二节　肩周炎

肩周炎，又称五十肩、冻结肩、漏肩风等。好发于 45 岁以上的人群，且多见于体力劳动者，右肩多于左肩，常为慢性发作。其主要症状为肩周围疼痛，关节活动受限和疼痛，尤以夜间疼痛为甚，有时可放射至肘、手及肩胛区，但无感觉障碍。

常食一些补肝益肾、补中益气、补血活血的食物，可防止肩周炎的发生。

追风膏

【原料】葛根、白芷、海桐皮、秦艽、木瓜、红花各40克，川乌、草乌各100克，细辛、羌活、寄生、川椒各60克，水蛭30克，凡士林适量。

【制法】将上述药物（除凡士林外）共研成细末，用凡士林调成软膏。

【用法】治疗时取适量敷于病变部位，约1厘米厚，加塑料膜覆盖，胶布固定。每5日换药1次，15日为1个疗程。

【功效】温经散寒，活血祛风。

【主治】肩周炎。

颈痛宁膏

【原料】明天麻、炒桑枝、嫩钩藤、赤芍、白芍、草红花、上川芎、粉葛根各150克，全当归、枸杞子、杭菊花、紫丹参、阿胶各200克，蜂蜜、石决明、灵磁石各300克，黄酒适量。

【制法】将上述药物（除阿胶、蜂蜜、黄酒外）加适量水煎煮3次，将这3次煎液过滤去渣取汁合并，加热浓缩成清膏。阿胶研成粗末，加黄酒浸泡后隔水炖烊入清膏中调匀。最后加蜂蜜调匀收膏即成。

【用法】每日早晚各服1食匙，温开水冲服。

【功效】平肝潜阳，活血化瘀。

【主治】肩颈疼痛。

第三节　颈椎病

颈椎病，中医病名为"项痹病"。临床证候分以下 4 型：寒湿痹阻型，症见头痛或后枕部疼痛，颈僵，转侧不利，一侧或两侧肩臂及手指酸胀痛麻；或头疼牵涉至上背痛，肌肤冷湿，畏寒喜热，颈椎旁可触及软组织肿胀结节。舌淡红，苔薄白，脉细弦。痰瘀阻络型，症见颈项痛如锥刺，痛势缠绵不休，按之尤甚，痛有定处，夜间加重，伴上肢麻木、头晕、欲呕。舌黯，舌体有少许瘀点，舌边有齿痕，苔白腻或白滑，脉弦涩或弦滑。气血不足型，症见头昏，眩晕，视物模糊或视物目痛，身软乏力，纳差，颈部酸痛，或双肩疼痛。舌淡红或淡胖，边有齿痕。苔薄白而润，脉沉细无力。脾肾亏虚型，症见颈项酸软胀痛，四肢倦怠乏力，或双下肢软弱无力，行走吃力，头晕，耳鸣。舌淡或有齿痕，或舌干红少苔，脉细弱或虚而无力。

全蝎川芎膏

【原料】全蝎、良姜、柴胡、防风各 20 克，鹿角霜、细辛、桂枝、秦艽、白芷各 25 克，羌活、葛根、川芎各 45 克，透骨草 10 克，蔓荆子 30 克，米醋适量。

【制法】将上述药物（米醋除外）共研为细末，用米醋调成膏状备用。

【用法】用时，将膏贴敷于患处。

【功效】活血止痛。

【主治】颈椎病。

息风祛寒膏

【原料】鸡血藤、威灵仙各 300 克，白芍、羌活、独活、蔓荆子各 150 克，当归、藁本、白术、谷芽、麦芽、葛根、苍耳子、阿胶、防风、防己各 100 克，姜黄、川芎、甘草各 90 克，桂枝、制附子各 60 克，蜂蜜 400 克，黄酒适量。

【制法】将上述药物（除阿胶、蜂蜜、黄酒外）加水煎煮 3 次，滤汁去渣，将这 3 次滤液合并，加热浓缩为清膏。再将阿胶研成粗末，加黄酒浸泡后隔水炖烊，冲入清膏中和匀。最后加蜂蜜收膏即成。

【用法】每次 15 ～ 20 克，每日 2 次，温开水调服。

【功效】祛寒化湿。

【主治】风寒湿型颈椎病。

双地益肾膏

【原料】生地黄、天麻、桑寄生、狗脊、制何首乌、熟地黄各150 克，山茱萸、茯苓、神曲、白术、黄芪、当归、续断、杜仲、龟甲胶、牛膝、骨碎补各 100 克，威灵仙、蜂蜜各 300 克，葛根 120 克，川芎 60 克，甘草 90 克，阿胶 200 克，黄酒适量。

【制法】将上述药物（除阿胶、龟甲胶、蜂蜜、黄酒外）加水煎煮 3 次，滤汁去渣，将这 3 次滤液合并，加热浓缩为清膏。再将阿胶、龟甲胶研成粗末，加黄酒浸泡后隔水炖烊，冲入清膏中和匀。最后加蜂蜜收膏即成。

【用法】每次 15 ～ 20 克，每日 2 次，温开水调服。

【功效】补肝益肾。

【主治】肝肾不足型颈椎病。

第四节　骨质疏松症

骨质疏松是一种以骨量减少，骨小梁变细、断裂、数量减少，以及皮质骨出现多孔和变薄等微观结构的退化为特征的全身性骨病。这种情况会使骨的脆性增高，增加骨折的危险性。病变主要发生在脾、肾，同时也与肝、肺、胃等脏器有一定的关联。

骨质疏松症属中医"骨痿""骨痹"的范畴。其发病机制主要涉及肾精亏虚和骨骼失养。

补气益血膏

【原料】怀山药、制何首乌、蜂蜜各 300 克，菟丝子、熟地黄、枸杞子各 200 克，炒黄柏、炒知母各 60 克，当归 100 克，桑寄生、山茱萸、骨碎补、黑芝麻、核桃仁、牛膝、杜仲、龟甲胶、鹿角胶各 150 克，黄酒适量。

【制法】将上述药物（除黑芝麻、核桃仁、龟甲胶、鹿角胶、蜂蜜、黄酒外）加水煎煮 3 次，将这 3 次煎液过滤去渣取汁合并，加热浓缩成清膏，龟甲胶、鹿角胶研成粗末，加黄酒浸泡后隔水炖烊，黑芝麻、核桃仁研成细粉，均冲入清膏中和匀。最后加蜂蜜收膏即成。

【用法】每日 2 次，每次 15 ～ 20 克，温开水冲服。

【功效】补气益血。

【主治】气血两亏型骨质疏松症。

补肾强骨膏

【原料】熟地黄、山药、制何首乌、蜂蜜各 300 克，菟丝子、枸杞子各 200 克，怀牛膝、杜仲、桑寄生、肉苁蓉、千年健、骨碎补、龟甲胶、鹿角胶、山茱萸、核桃仁各 150 克，狗脊、当归、延胡索、神曲各 100 克，蛤蚧 1 对，海马 60 克，川芎 50 克，黄酒适量。

【制法】将上述药物（除龟甲胶、鹿角胶、核桃仁、黄酒、蜂蜜外）加水煎煮 3 次，滤汁去渣，将这 3 次滤液合并，加热浓缩为清膏。将龟甲胶、鹿角胶研成粗末，加黄酒浸泡后隔水炖烊，冲入清膏中和匀，再加蜂蜜收膏。最后加入炒黄研碎的核桃仁，调匀即可。

【用法】每次 15 ~ 20 克，每日 2 次，温开水调服。

【功效】补肝益肾，强身健骨。

【主治】肝肾精血亏损型骨质疏松症。

补肾健脾膏

【原料】骨碎补、杜仲、茯苓、川芎各 150 克，丹参、党参、黄芪各 300 克，补骨脂、阿胶、白术、怀牛膝、龟甲各 120 克，蜂蜜 200 克，细辛 30 克，黄酒适量。

【制法】将上述药物（除阿胶、蜂蜜、黄酒外）加水煎煮 3 次，将这 3 次煎液过滤去渣取汁合并，加热浓缩成清膏。阿胶研成粗末，加黄酒浸泡隔水炖烊，冲入清膏中和匀。最后加蜂蜜收膏即成。

【用法】每日 2 次，每次 15 ~ 20 克，温开水冲服。

【功效】补肾健脾。

【主治】骨质疏松症。

补脾益胃膏

【原料】鸡血藤、熟地黄、制何首乌、蜂蜜、女贞子各 300 克，当归、焦白术、党参、生晒参、补骨脂、陈阿胶、龟甲胶、牛膝、桑寄生、核桃仁、黑芝麻、川续断、薏苡仁各 150 克，白芍、赤芍、炙甘草、川芎、骨碎补、焦神曲、鸡内金、紫河车各 100 克，冰糖、枸杞子、茯苓各 200 克，大枣 500 克，生甘草 60 克，砂仁（后下）30 克，黄酒适量。

【制法】将上述药物（除生晒参、紫河车、核桃仁、黑芝麻、陈阿胶、龟甲胶、蜂蜜、冰糖、黄酒外）加水煎煮 3 次，将这 3 次煎液过滤去渣取汁合并，加热浓缩成清膏。生晒参另煎取汁，紫河车、核桃仁、黑芝麻研成细粉。陈阿胶、龟甲胶研成粗末，加黄酒浸泡后隔水炖烊，均冲入清膏中调匀。最后加蜂蜜、冰糖收膏即成。

【用法】每日 2 次，每次 15 ~ 20 克，温开水冲服。

【功效】补脾益胃。

【主治】脾胃气血两亏型骨质疏松症。

第五节　骨质增生症

　　骨质增生是指椎骨边缘或关节边缘、关节面及骨突处骨小梁增多和骨密度增高，是骨科的一种常见病和多发病。骨质增生症常发于 40 岁以上的人群，45 岁为高峰期。

　　这种骨与关节的退行性改变，是体内适应力的变化，维持体外平衡而产生的一种防御性反应。骨质增生不压迫周围神经及血管等组织就不会有临床症状。若发生在负重活动关节处，受刺激的创面骨质会迅速生长。

增生膏

【原料】蓖麻子980克，槐枝十几支，香油6000克，铅丹1500克。

【制法】将香油烧至200℃，加入蓖麻子，油炸至壳变焦黄，滤去残渣，加入槐枝，继续加热。至槐枝变焦黄，去槐枝，继续加热至药油中白烟变青烟时，离火，慢慢加入铅丹，不断快速搅拌，油和铅丹发生剧烈化学反应。至油膏由红变黑时，停止搅拌，倒入冷水中，去火毒，即成增生膏。

【用法】在纱布上平摊薄薄一层增生膏，敷于增生处，每3日换药1次，3次为1个疗程，经1~2个疗程后统计疗效。

【功效】消肿止痛。

【主治】骨质增生症。

消刺膏

【原料】威灵仙60克，生川乌、生草乌各10克，透骨草、乳香、没药各20克，血竭10克，冰片、麝香酌量。

【制法】将上述药物研为细末，用陈醋调成糊状药膏。

【用法】使用时，可以视疼痛面积及骨刺位置大小，将药膏涂于纱布棉垫上外敷于皮肤表面，然后用胶布固定。隔日换药1次，10次为1个疗程。

【功效】消刺止痛。

【主治】骨刺、骨质增生。

第九章

体质调理膏方

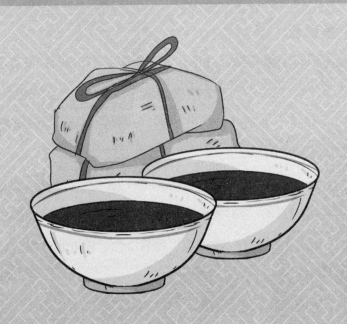

第一节　气郁体质

气郁体质多半是由长期忧郁烦闷、心情不畅造成的。这种情绪状态的长期积累可能导致气郁体质，而这一体质特点表现为气机郁结、舒畅度下降。长期存在的气郁状态可能会对血液循环产生不良影响，对身体健康造成严重的影响。

理气解郁的食物和草药有助于舒缓气机郁结，恢复气血的畅通流动。调理脾胃功能有助于提高消化吸收的能力，维持体内的气血平衡。

解郁膏

【原料】潞党参、酸枣仁、龙眼肉、淮山药各 90 克，茯神、沙苑子各 60 克，当归、合欢皮、佩兰、炒白术、煅龙齿各 45 克，炙甘草 12 克，木香 15 克，白芍、香附各 30 克，大枣 125 克，冰糖 250 克。

【制法】将上述药物（除冰糖外）加水煎煮 3 次，将这 3 次煎汁过滤去渣取汁，合并浓缩成清膏。最后加入冰糖收膏即成。

【用法】每次 15 ~ 20 克，每日 2 次，温开水冲服。

【功效】疏肝解郁，养血安神。

【适用人群】气血不足、肺脾两虚、心神不安者。

理气疏郁膏

【原料】党参、牛蒡子、生晒参、制香附、柴胡、广郁金、夏枯草、焦白术、白茯苓、大枣、陈皮、海藻、昆布、海螵蛸各150克，木香、甘草各120克，海蛤壳300克，佛手、桔梗、射干各100克，木蝴蝶、川贝母粉各60克，阿胶250克，冰糖500克，黄酒适量。

【制法】将上述药物（除生晒参、川贝母粉、阿胶、冰糖、黄酒外）加水煎煮3次，将这3次煎液过滤去渣取汁合并，加热浓缩成清膏。生晒参研成末，和川贝母粉兑入清膏。阿胶加适量黄酒浸泡后隔水炖烊，冲入清膏中和匀。最后加冰糖收膏即成。

【用法】每日2次，每次15～20克，温开水冲服。

【功效】理气疏郁，化痰消瘿。

【适用人群】气郁痰阻型瘿病患者。

疏肝解郁膏

【原料】生晒参、生地黄、珍珠母、大枣、生黄芪、阿胶各200克，太子参、路路通、炙甘草、鳖甲胶、陈皮、白茯苓、龙眼肉、制黄精、焦白术、牛蒡子、炒白芍、淮山药、肥知母、淫羊藿、京玄参、软柴胡、炒黄芩、广郁金、山茱萸、金沸草各100克，合欢花、浙贝母、核桃仁、枸杞子、景天三七、开心果、蒲公英各150克，桔梗50克，冰糖400克，黄酒适量。

【制法】将上述药物（除生晒参、核桃仁、龙眼肉、阿胶、鳖甲胶、冰糖、黄酒外）加水煎煮3次，将这3次煎液过滤去渣取汁合并，加热浓缩成清膏。生晒参另煎取汁兑入，阿胶、鳖甲胶加黄酒浸泡后隔水炖烊，冲入清膏中和匀。最后加冰糖和研碎的核桃仁、龙眼肉，熬至滴水成珠为度。

【用法】每日2次，每次15～20克，温开水冲服。

【功效】疏肝解郁。

【适用人群】肝郁患者。

疏肝化郁膏

【原料】南沙参、佛手、香橼、金银花、连翘、北沙参、天花粉、白术、郁金、阿胶、牛蒡子、娑罗子、玄参各100克，麦冬、藏青果、合欢皮各150克，柴胡、香附、绿萼梅、栀子、甘草、神曲各60克，川芎、桔梗各30克，蜂蜜300克，黄酒适量。

【制法】将上述药物（除阿胶、蜂蜜、黄酒外）加水煎煮3次，滤汁去渣，将这3次滤液合并，加热浓缩为清膏。阿胶加适量黄酒浸泡后隔水炖烊，冲入清膏中和匀。最后加蜂蜜收膏即成。

【用法】每日2次，每次15~20克，温开水冲服。

【功效】疏肝化郁。

【适用人群】痰气郁结偏热型梅核气患者。

柴胡理气清膏

【原料】柴胡、瓜蒌皮、青皮、陈皮、枳壳、郁金各250克，陈佛手、土贝母各150克，金橘叶、香附各200克，当归、炒白芍、木糖醇、大枣各300克，玫瑰花、绿梅花、炙甘草各50克。

【制法】将土贝母、玫瑰花、绿梅花研成细粉备用。余药（除木糖醇外）用冷水浸泡2小时，入锅煎煮2次，每次30分钟，榨渣取汁，合并滤汁，去沉淀物，加热浓缩成清膏。加入木糖醇，和匀，最后调入土贝母粉、玫瑰花粉、绿梅花粉，再煮片刻即成。

【用法】每次20克，每日2次，温开水冲服。

【功效】疏肝理气，解郁活血。

【适用人群】肝郁气滞引起的胸闷胀痛、胃脘疼痛等病症患者。

第二节　血瘀体质

血瘀体质表现为全身性的血脉不畅通，存在潜在的瘀血倾向。在气候寒冷、情绪不调等情况下，容易出现血脉瘀滞不畅或阻塞不通，即形成瘀血的状况。

血瘀体质者在进行药物补益时，中医认为应选用具有活血养血功效的药物。活血养血的药物通常具有促进血液循环、改善血液黏稠度的作用。比如川芎、红花、桃仁等，这些药物能够促进血液的循环，达到活血养血的效果。

桃红丹参膏

【原料】桃仁、当归、生山楂、益母草、姜黄、红糖、丹参各300克，熟地黄、陈皮、延胡索、赤芍、川芎各200克，降香100克，青皮150克，三七粉、炙甘草各60克，西红花30克（研粉，备用）。

【制法】将上述药物（除西红花粉、三七粉、红糖外）用冷水浸泡2小时，入锅加适量水浓煎3次，每次40分钟，榨渣取汁，合并滤汁，去沉淀物，加热浓缩成清膏。加炒制过的红糖，待红糖溶化后，调入西红花粉、三七粉，和匀，再煮片刻即成。

【用法】每次20～30克，每日2次，温开水冲服。

【功效】活血化瘀。

【适用人群】血瘀体质患者。

活血化瘀膏

【原料】丹参、秦艽、牛膝各 200 克，三七、当归、川芎、桃仁、狗脊、独活、赤芍、制香附各 150 克，陈皮、甘草、地龙、五灵脂各 120 克，土鳖虫、没药、青皮各 100 克，阿胶 250 克，红糖 500 克，红花 90 克，黄酒适量。

【制法】将上述药物（除三七、阿胶、红糖、黄酒外）加水煎煮 3 次，滤汁去渣，将这 3 次滤液合并，加热浓缩为清膏。三七研成细粉兑入。阿胶加黄酒浸泡后隔水炖烊，冲入清膏中和匀。最后加红糖收膏即成。

【用法】每日 2 次，每次 15～20 克，温开水冲服。

【功效】活血化瘀，行气止痛。

【适用人群】瘀血腰痛者。

益气活血膏

【原料】生黄芪 250 克，鳖甲胶、党参各 200 克，赤芍、白芍各 150 克，川芎、桃仁、红花、青皮、陈皮、乌药、升麻、山楂、广地龙、五灵脂、柴胡、香附、生蒲黄（包煎）各 90 克，当归、丹参、牛膝、麦冬、生地黄、白术各 120 克，黄精、防风、神曲、枳壳、茯苓、牡丹皮、延胡索、泽兰叶各 100 克，炙甘草 60 克，檀香 45 克，砂仁（后入）30 克，山药 250 克，黄酒 400 毫升，三七粉 50 克，冰糖 500 克。

【制法】将上述药物（除鳖甲胶、黄酒、三七粉、冰糖外）加适量水煎煮 3 次，将这 3 次煎汁过滤去渣取汁，合并浓缩成清膏。鳖甲胶用黄酒浸泡烊化，冲入清膏中和匀。最后加冰糖，连同三七粉趁热一同冲入药中收膏，待冷却以后便可服用。

【用法】每次 15 ~ 20 克，每日 2 次，温开水冲服。

【功效】益气活血。

【适用人群】畏寒自汗、易于感冒、倦怠无力、精神委顿者。

化瘀消症膏

【原料】煅龙骨、煅牡蛎、炒薏苡仁、炒芝麻、核桃仁、红枣仁各 200 克，生晒参、炙远志、广木香、炒苍术、炙甘草、生地黄、熟地黄、西洋参各 100 克，炒当归、生白芍、京三棱、太子参各 150 克，半枝莲、蛇莓、石见穿、海螵蛸、煅瓦楞子、天葵子、海藻各 300 克，广陈皮 60 克，麦冬 120 克，川黄芩、佛手片各 90 克，阿胶、冰糖 500 各克，黄酒适量。

【制法】将上述药物（除生晒参、西洋参、阿胶、炒芝麻、核桃仁、红枣仁、冰糖、黄酒外）加水煎煮 3 次，将这 3 次煎液过滤去渣取汁，合并加热浓缩成清膏。生晒参、西洋参另煎取汁备用。阿胶加黄酒浸泡后隔水炖烊，冲入清膏中和匀。炒芝麻、核桃仁、红枣仁调入清膏中，用冰糖收膏，加西洋参、生晒参汁浓缩成膏滋即成。

【用法】每日 2 次，每次 15 ~ 20 克，温开水冲服。

【功效】化瘀消症，疏肝和胃。

【适用人群】血瘀胞宫型子宫肌瘤患者。

活血通络膏

【原料】黄芪、生薏苡仁、水牛角各 300 克，川芎、知母、黄柏、红花、延胡索、清炙甘草、龟甲胶、桃仁、续断、川杜仲、木瓜、粉丹皮、赤芍、白芍、怀牛膝、蜂房、制狗脊各 90 克，鬼箭羽、当归、蚂蚁各 120 克，全蝎、蜈蚣各 24 克，炙乳香、炙没药、广地龙、炙土鳖虫各 45 克，威灵仙 20 克，生地黄、熟地黄各 200 克，生蒲黄 90 克，太子参、桑寄生、油松节、鸡血藤、紫丹参、益母草各 150 克，白蜜 750 克，黄酒适量。

【制法】将上述药物（除龟甲胶、白蜜、黄酒外）加水煎煮 3 次，将这 3 次煎液过滤去渣取汁合并，加热浓缩成清膏。龟甲胶加黄酒浸泡后隔水炖烊，冲入清膏中和匀。最后加白蜜收膏即成。

【用法】每日晨起 1 匙，温开水冲服。

【功效】活血化瘀，通络止痛。

【适用人群】肝血不足、瘀阻脉络型类风湿关节炎患者。

第三节　痰湿体质

痰湿体质是目前比较普遍的一种体质类型。当人体脏腑、阴阳失调，气血津液运化不畅，易形成痰湿的状况，就可以被认定为痰湿体质。这种体质常见于肥胖人群，以及素瘦而近期变得肥胖的人群。

痰湿体质伴有腹部胀满感、头晕、思维迟滞等症状。中医认为，治疗痰湿体质通常以调理脾胃、化湿祛痰为主，包括饮食调理、运动锻炼、草药治疗等手段。

黄芪茯苓膏

【原料】黄芪、茯苓、白术、白豆蔻、川朴、苍术、莲子、芡实、薏苡仁各50克，陈皮、杏仁、桑白皮、地骨皮各20克，槟榔15克，桂枝、甘草各10克，蜂蜜、冰糖各适量。

【制法】将上述药物（除蜂蜜、冰糖外）加水煎煮3次，将这3次煎液过滤去渣取汁合并，加热浓缩成清膏。最后加蜂蜜、冰糖适量调味收膏即成。

【用法】每日2次，每次15～20克，温开水冲服。

【功效】化痰祛湿。

【适用人群】痰湿体质的患者。

祛痰化湿膏

【原料】炒苍术、白术、茯苓、蜂蜜、薏苡仁各300克，陈皮、制半夏、香附、石斛各200克，炙甘草60克。

【制法】将上述药物（除蜂蜜外）加水煎煮3次，将这3次煎液过滤去渣取汁合并，加热浓缩成清膏。最后加蜂蜜收膏即成。

【用法】每日2次，每次15～20克，温开水冲服。

【功效】祛痰化湿。

【适用人群】痰湿体质患者。

轻身祛浊膏

【原料】法半夏、陈皮、冰糖、五灵脂、鬼箭羽、僵蚕、决明子、鹿角胶各100克，制大黄30克，荷叶60克，茯苓、生白术、泽泻、土茯苓、制何首乌、炒薏苡仁、海藻各150克，龟甲胶、阿胶各50克，生姜汁100毫升，黄酒适量。

【制法】将上述药物（除龟甲胶、鹿角胶、阿胶、生姜汁、冰糖、黄酒外）加水煎煮 3 次，将这 3 次煎液过滤去渣取汁合并，加热浓缩成清膏。龟甲胶、鹿角胶、阿胶加黄酒浸泡后隔水炖烊，冲入清膏中和匀。最后加入生姜汁、冰糖收膏即成。离火，自然冷却。用洁净干燥的搪瓷罐、瓷罐、砂锅存放，放于冰箱中。此为 1 个月左右的膏滋量。

【用法】温水兑服，1 次 1 匙，第 1 周早饭前空腹服用 1 次，从第 2 周起早饭前、晚睡前各服用 1 次。

【功效】健脾利湿，减脂化浊。

【适用人群】脾虚湿盛型肥胖患者。

苍白术青陈皮膏

【原料】姜黄、枇杷叶、炒黄芩、苍术、荷叶、野百合、石斛、山药、茯苓、白术各 200 克，青皮、陈皮、瓜姜皮、车前子（包煎）、莱菔子各 150 克，生薏苡仁 250 克，生姜汁 20 毫升，绿豆、赤小豆各 100 克，生甘草 40 克，木糖醇 300 克。

【制法】将上述药物（除木糖醇外）用冷水浸泡 2 小时，入锅加适量水浓煎 3 次，每次 40 分钟，榨渣取汁，合并滤汁，去沉淀物，加热浓缩成清膏。最后加木糖醇收膏即成。

【用法】每次 20 克，每日 2 次，温开水冲服。

【功效】祛痰化湿。

【适用人群】痰湿体质患者。

第四节 气虚体质

气虚体质主要指人体的生理功能处于不良状态，具体表现为体力和精力明显不足。气虚体质的形成与多种因素有关，包括先天禀赋、后天饮食习惯、作息不规律、情志失调等。

气虚体质的主要症状包括乏力、气短、容易出汗、声音低弱、肌肉松软等。这种状态还可能影响到免疫功能，使个体更容易受到外界环境的影响。

大补荤膏

【原料】黄芪120克，泽泻、茯苓、人参各60克，五味子、甘草、当归、牡丹皮各30克，大枣、阿胶各100克，冰糖200克，黄酒适量。

【制法】将上述药物（除阿胶、冰糖、黄酒外）加适量水煎煮3次，将这3次煎液过滤去渣取汁合并，加热浓缩成清膏。将阿胶研成粗末，加黄酒浸泡后隔水炖烊，冲入清膏中和匀，再加冰糖收膏即成。

【用法】每次10～20克，每日2次，在两餐之间，用温开水冲服。

【功效】补气养气。

【适用人群】肥胖气虚、失眠者。

益气补虚膏

【原料】黄芪、煅龙骨、蜂蜜各300克，白术、党参、大枣各

150 克，防风、五味子各 100 克，煅牡蛎、阿胶各 200 克，五倍子、甘草各 90 克，杭白芍 250 克，陈皮 60 克，黄酒适量。

【制法】将上述药物（除阿胶、蜂蜜、黄酒外）加适量水煎煮 3 次，滤汁去渣，将这 3 次滤液合并，加热浓缩为清膏。再将阿胶研成粗末，加黄酒浸泡后隔水炖烊，冲入清膏中和匀。最后加蜂蜜收膏即成。

【用法】每次 15 ~ 20 克，每日 2 次，温开水调服。

【功效】益气补虚。

【适用人群】气虚自汗者。

参芪补气膏

【原料】生晒参 30 克，炙黄芪、龙眼肉、丹参各 300 克，党参、麦冬、玉竹、莲子、木灵芝、茯神、柏子仁各 250 克，超细珍珠粉 15 克，五味子、木香、炙远志各 100 克，炙甘草 50 克，白糖 500 克。

【制法】将生晒参切片浸泡后浓煎 1 小时，榨渣取汁备用。余药（除珍珠粉、白糖外）用冷水浸泡 2 小时，入锅浓煎 3 次，每次 1 小时，榨渣取汁，合并滤汁，去沉淀物，加热浓缩成清膏。兑入生晒参汁，加炒制过的白糖，加热待糖溶化后，调入珍珠粉，再煮二沸即成。

【用法】每次 20 ~ 30 克，每日 2 次。

【功效】补气益气。

【适用人群】自汗、精神不振、容易感冒者。

黄芪益气膏

【原料】生晒参、西洋参各 30 克，阿胶 250 克，炒白术、茯苓、当归、炒麦芽、炙桂枝、陈皮、鹿角胶、炒白芍、大枣、麦冬、五味子、炒谷芽、防风各 100 克，干姜、冬虫夏草各 10 克，龟甲胶、黄芪各 150 克，炒薏苡仁 300 克，冰糖 500 克，黄酒 250 毫升。

【制法】将生晒参切片和西洋参浸泡后浓煎 1 小时，过滤去渣取汁。余药（除冬虫夏草、龟甲胶、阿胶、鹿角胶、冰糖、黄酒外）用冷水浸泡 2 小时，入锅浓煎 3 次，每次 1 小时，榨渣取汁，合并滤汁，去沉淀物，加热浓缩成清膏。龟甲胶、鹿角胶、阿胶研成粗末，用黄酒浸泡，隔水炖烊，冲入清膏中，和匀，兑入生晒参和西洋参煎液，冬虫夏草研成细粉兑入，再加入冰糖文火收膏即成。

【用法】每日 2 次，每次 20 ～ 30 克。

【功效】益气养血。

【适用人群】平素语音低怯，气短懒言，肢体容易疲乏，精神不振，易出汗，舌淡红、舌体胖大、边有齿痕、脉象虚缓者患者。

人参益气膏

【原料】人参 30 克，炙黄芪、龙眼肉、炒薏苡仁各 300 克，莲子、党参、阿胶各 250 克，红景天、五味子、炒白术、茯苓、陈皮、防风、大枣、炒麦芽、木香、丹参各 100 克，冰糖 500 克，升麻 50 克，马齿苋 150 克，干姜 60 克。

【制法】将上述药物（除阿胶、冰糖外）加适量水煎煮 3 次，将这 3 次煎液过滤去渣取汁合并，加热浓缩成清膏。将阿胶隔水炖烊，冲入清膏中，再加冰糖溶化后，和匀收膏即成。

【用法】每次 10 ～ 20 克，每日 2 次，在两餐之间，用温开水冲服。1个月为1个疗程，或者服用至症状消失。

【功效】益气健脾，补肺益肾。

【适用人群】平素语言低弱、气短懒言、容易疲乏、精神不振者。

第五节　阴虚体质

阴虚体质指人体精、血等阴液亏损，导致失去润泽脏腑、滋养经脉肌肤的功能，从而呈现虚火上炎的偏颇症状。阴虚体质的典型特征包括体形瘦长、性情急躁、外向好动，表现出活泼的性格。在体表主要表现为手足心热、口干咽燥等症状。

阴虚体质表现为耐冬而不耐夏，不耐受燥邪，容易感到不适。中医治疗阴虚体质常以滋阴养血、清热润燥为主，通过草药、食疗、针灸等方式进行调理。

滋阴膏

【原料】天冬、麦冬、北沙参、枸杞子、玉竹、百合、天花粉、白芍各200克，地骨皮、石斛、山茱萸、陈皮、牡丹皮各100克，生地黄、五味子、阿胶、白茅根各150克，生山药300克，茯苓、制黄精各120克，砂仁、泽泻、炙甘草各60克，冰糖500克，龟甲胶、黄酒各250克。

【制法】将上述药物（除龟甲胶、阿胶、冰糖、黄酒外）加适量水煎煮3次，将这3次煎液过滤去渣取汁合并，加热浓缩成清膏。再将龟甲胶、阿胶隔水炖烊，加入冰糖待溶化后，和黄酒一起冲入清膏中和匀，收膏即成。

【用法】每次 10 ~ 20 克，每日 2 次，在两餐之间，用温开水冲服。1 个月为 1 个疗程，或服用至症状消除。

【功效】利咽清热，调补肝肾。

【适用人群】手足心热、口燥咽干、大便干燥、舌红少津、脉细数者。

地黄二冬膏

【原料】干地黄、山药各 300 克，天冬、麦冬、北沙参、黑芝麻、核桃仁、野百合、白芍、玉竹、天花粉、枸杞子各 200 克，北虫草粉 50 克（研粉、备用），陈皮、木香各 100 克，砂仁、炙甘草各 60 克，龟甲胶、柏子仁、酸枣仁、阿胶各 150 克，冰糖 500 克，黄酒适量。

【制法】将上述药物（除龟甲胶、阿胶、北虫草粉、黑芝麻、冰糖、黄酒外）用冷水浸泡 2 小时，入锅加适量水浓煎 3 次，每次 1 小时，榨渣取汁，合并滤汁，去沉淀物，加热浓缩成清膏。龟甲胶、阿胶研成粗末，用黄酒浸泡，隔水炖烊，冲入清膏中，和匀，再加炒制过的冰糖，拌匀。待冰糖溶化后调入北虫草粉、黑芝麻，和匀，再煮片刻即成。

【用法】每次 20 ~ 30 克，每日 2 次。

【功效】补阴清热，滋养肝肾。

【适用人群】阴虚体质患者。

滋阴益肝膏

【原料】生地黄、熟地黄、太子参、怀山药各 150 克，山茱萸、白术、阿胶、炒黄柏、龟甲胶、木瓜、酸枣仁、麦冬、炒知母、白芍、当归、郁金、鳖甲胶、菟丝子各 90 克，枸杞子、百合、杜仲、川续断、制何首乌各 120 克，黑料豆、沙苑子、墨旱莲、女贞子各 100 克，鹿角胶 60 克，白文冰 250 克，黄酒适量。

【制法】将上述药物（除鹿角胶、阿胶、龟甲胶、鳖甲胶、白文冰、黄酒外）加适量水煎煮 3 次，滤汁去渣，将这 3 次滤液合并，加热浓缩为清膏。再将鹿角胶、阿胶、龟甲胶、鳖甲胶加黄酒浸泡后隔水炖烊，冲入清膏中和匀。最后加入白文冰收膏。

【用法】每次 15 ～ 30 克，每日晨起 1 次，温开水调服。

【功效】滋肝益肾。

【适用人群】肝肾阴虚型贫血者。

养阴清肺膏

【原料】白茅根、野荞麦各 300 克，太子参 200 克，生地黄 180 克，浙贝母、绞股蓝、茯苓、炙桑白皮、黄酒、佛耳草、山药、山茱萸各 150 克，牡丹皮、百合、焦白术、黄芩、南沙参、女贞子、墨旱莲、当归、炒白芍、北沙参各 120 克，竹沥、半夏冬 100 克，知母、黄柏、天冬、麦冬、杏仁各 90 克，陈皮、五味子各 60 克，甘草 50 克，炒川芎 45 克，阿胶、龟甲胶、冰糖各 250 克。

【制法】将上述药物（除龟甲胶、阿胶、冰糖、黄酒外）加适量水煎煮 3 次，将这 3 次煎液过滤去渣取汁合并，加热浓缩成清膏。再将龟甲胶、阿胶隔水炖烊，加入冰糖并待其溶化，和黄酒一起冲入清膏中和匀，收膏即成。

【用法】每次 10 ～ 20 克，每日 2 次，在两餐之间，用温开水冲服。

【功效】养阴清肺。

【适用人群】阴虚型支气管扩张患者。

地黄滋阴膏

【原料】熟地黄、当归各 150 克，白芍、牛膝、茯苓各 100 克，枸杞子 250 克，墨旱莲 120 克，白蜜 500 克。

【制法】将上述药物（除白蜜外）加适量水煎煮 3 次，滤汁去渣，将这 3 次滤液合并，加热浓缩为清膏，最后加入白蜜收膏。

【用法】每日 2 次，每次 15 ~ 20 克，温开水冲服。

【功效】滋养阴血。

【适用人群】阴虚型产后虚弱者。

第六节　阳虚体质

阳虚体质和寒性体质的特征相近，主要表现为阳气不足，伴有寒象。阳虚体质的人通常对寒冷感觉畏惧，四肢难以保持温暖，容易出汗；他们喜欢食用热性食物，但精神状态常常不振，且睡眠偏多。

阳虚体质需强调食补，中医建议多食甘温的食物，以温补脾肾阳气为主。同时，中草药的选择可包括补阳祛寒、温养肝肾的药物。除药物外，调整生活方式也很重要，包括保持适度运动，注意保暖，避免过度劳累和受凉。

助阳膏

【原料】桂枝、炮姜、制附子各 50 克，熟地黄、茯苓、吴茱萸、淫羊藿各 150 克，泽泻 100 克，阿胶 200 克，蜂蜜 300 克。

【制法】将上述药物（除阿胶、蜂蜜外）加适量水煎煮 3 次，滤汁去渣，将这 3 次滤液合并，加热浓缩为清膏。阿胶加适量水隔水炖烊，冲入清膏中和匀。最后加入蜂蜜收膏。

【用法】每日 2 次，每次 15 ~ 20 克，温开水冲服。

【功效】补肾助阳。

【适用人群】阳虚型产后虚弱者。

温阳膏

【原料】制附片、阿胶各 150 克，肉桂 60 克，鹿角胶、丹参、炒白术各 300 克，菟丝子、熟地黄、黄酒、山药、肉苁蓉各 250 克，仙茅、淫羊藿、山茱萸、白茯苓、巴戟天、枸杞子、防风、陈皮、干姜各 100 克，桑寄生、核桃仁（研碎）、怀牛膝、杜仲、续断各 200 克，炙甘草 50 克，红参 20 克，冰糖 500 克。

【制法】将上述药物（除鹿角胶、核桃仁、阿胶、冰糖、黄酒外）加适量水煎煮 3 次，将这 3 次煎液过滤去渣取汁合并，加热浓缩为清膏。再将鹿角胶、阿胶隔水炖烊，将冰糖熔化后，和黄酒一起冲入清膏中。再将核桃仁兑入，和匀，收膏即成。

【用法】每次 10 ~ 20 克，每日 2 次，在两餐之间，用温开水冲服。1 个月为 1 个疗程，或服用至症状消失。

【功效】健脾补肾。

【适用人群】平素畏冷、手足不温、喜热饮食、精神不振、舌淡胖嫩、脉沉迟者。

温阳补肾膏

【原料】金樱子、覆盆子、蜂蜜、山药各300克，熟地黄、补骨脂、益智仁、核桃仁、白果、菟丝子、芡实、阿胶各150克，鹿角胶、狗脊、骨碎补、山茱萸、茯苓、神曲各100克，陈皮60克，杜仲120克，桑螵蛸200克，黄酒适量。

【制法】将上述药物（除核桃仁、阿胶、鹿角胶、蜂蜜、黄酒外）加适量水煎煮3次，滤汁去渣，将这3次滤液合并，加热浓缩为清膏。阿胶、鹿角胶加黄酒隔水炖烊，冲入清膏中和匀，再加蜂蜜收膏。最后加入炒黄研碎的核桃仁，调匀即可。

【用法】每日2次，每次15～20克，温开水冲服。

【功效】温阳补肾。

【适用人群】老年性夜尿频多者。

鹿角桂附膏

【原料】鹿角胶、杜仲、续断、桑寄生、仙茅、淫羊藿、核桃仁（研碎）、怀牛膝各200克，菟丝子、肉苁蓉、巴戟天、熟地黄、山药各250克，山茱萸100克，北虫草粉、炙甘草各50克，制附片150克，饴糖500克，肉桂60克，黄酒适量。

【制法】将上述药物（除鹿角胶、北虫草粉、核桃仁、饴糖、黄酒外）用冷水浸泡2小时，入锅加适量水浓煎3次，每次1小时，榨渣取汁，合并滤汁，去沉淀物，加热浓缩成清膏。鹿角胶研成粗末，用适量黄酒浸泡，隔水炖烊，冲入清膏中，和匀，加炒制过的饴糖，待饴糖溶化后，调入北虫草粉、核桃仁，和匀，再煮2沸即成。

【用法】每次20～30克，每日2次。

【功效】温阳祛寒。

【适用人群】畏寒怕冷，四肢不温者。

第七节　特禀体质

特禀体质，又称特禀型生理缺陷、过敏。特禀体质包括过敏体质、遗传病体质、胎传体质等多种类型。

中医认为，特禀体质者宜以清淡的饮食为主，避免食用各种可能致敏的食物。清淡的饮食有助于维持体内的平衡，减轻过敏症状。

黄芪固表膏

【原料】白参粉60克，生黄芪300克，党参、白术、玉竹、刺五加、绞股蓝、黄精、当归、龙眼肉、麦冬、大枣、山药各200克，紫河车100克，陈皮、防风、阿胶、鹿角胶各150克，冰糖500克，炙甘草50克，黄酒适量。

【制法】将上述药物（除白参粉、阿胶、鹿角胶、冰糖、黄酒外）用冷水浸泡2小时，入锅加适量水浓煎3次，每次1小时，榨渣取汁，合并滤汁，去除沉淀物，加热浓缩成清膏。阿胶、鹿角胶研成粗末，用黄酒浸泡，隔水炖烊，冲入清膏中，和匀。再加炒制过的冰糖，待冰糖溶化后调入白参粉，和匀，再煮片刻即成。

【用法】每次20～30克，每日2次。

【功效】益气固表。

【适用人群】过敏体质。

清肺化滞膏

【原料】黄芪、蜂蜜各 300 克，白术、麦芽、荆芥、党参、红景天、刺五加、黄精、山药、茯苓各 150 克，苍耳子、辛夷、蝉蜕、防风、紫苏、半夏、陈皮各 100 克，桂枝 50 克，蛤蚧 1 对，生甘草 30 克，阿胶 200 克，桔梗 90 克，黄酒适量。

【制法】将上述药物（除阿胶、蜂蜜、黄酒外）加适量水煎煮 3 次，滤汁去渣，将这 3 次滤液合并，加热浓缩为清膏。再将阿胶研成粗末，加黄酒浸泡后隔水炖烊，冲入清膏中和匀。最后加入蜂蜜收膏。

【用法】每次 15 ~ 20 克，每日 2 次，温开水调服。

【功效】清肺化滞。

【适用人群】肺虚邪滞型过敏性鼻炎患者。

疏风清热止痒膏

【原料】西洋参、煅石膏、苦参片、生晒参各 150 克，净蝉蜕、荆芥穗各 60 克，青防风、广地龙、阿胶、乌梢蛇各 100 克，生地黄、龟甲胶各 200 克，炒苍术、火麻仁、牛蒡子、大连翘各 90 克，炒当归、生知母、赤小豆各 120 克，生甘草 30 克，冰糖 250 克。

【制法】将上述药物（除西洋参、生晒参、阿胶、龟甲胶、冰糖外）加适量水煎煮 3 次，滤汁去渣，将这 3 次滤液合并，加热浓缩为清膏。西洋参、生晒参另煎取汁，加入清膏中。再将阿胶、龟甲胶研成粗末，加适量水浸泡后隔水炖烊，冲入清膏中和匀。最后加入冰糖收膏。

【用法】每次 15 ~ 20 克，每日 2 次，温开水调服。

【功效】疏风清热止痒。

【适用人群】风热犯表型荨麻疹患者。

第八节　湿热体质

湿热体质以湿热内蕴为主要特征。湿热体质的常见表现具有一定的多样性，形体偏胖或消瘦，性格急躁易怒，并伴随紧张、压抑和焦虑的情绪。

中医认为，调理湿热体质要分湿重还是热重，湿重以化湿为主，热重以清热为主。中医调理湿热体质的方法包括调整饮食结构，避免食用肥甘厚味，促进湿热的排泄。同时，药物治疗方面可选用一些具有清热解毒、化湿利水的中药。

化湿清热膏

【原料】吉林人参、西洋参、延胡索、山药、炒枳实、柴胡、知母、黄柏、炙远志、百合、滁菊花、白芍、柏子仁、酸枣仁、栀子、龟甲胶、鳖甲胶、枸杞子、川芎、泽泻、麦冬、煨川楝子、茯苓、潞党参、升麻、五味子各90克，炒竹茹、明天麻、当归、法半夏各60克，小川连、清炙草各30克，苍术、白术、生薏苡仁、熟薏苡仁、紫丹参各150克，熟地黄、炙黄芪各240克，玉竹180克，青皮、陈皮各45克，白文冰500克，黄酒适量。

【制法】将上述药物（除吉林人参、西洋参、龟甲胶、鳖甲胶、白文冰、黄酒外）加适量水煎煮 3 次，将这 3 次煎液过滤去渣取汁合并，加热浓缩成清膏。吉林人参、西洋参另煎取汁兑入清膏中。龟甲胶、鳖甲胶加黄酒浸泡后隔水炖烊，冲入清膏中和匀。最后加入白文冰收膏。

【用法】每日 2 次，每次 15 ~ 20 克，温开水冲服。

【功效】益气养阴，化湿清热。

【适用人群】心脾不足、湿热内阻者。

清热利湿膏

【原料】生黄芪、党参、败酱草、鹿衔草、益母草、红藤各 150 克，升麻、柴胡、五味子、酸枣仁、紫河车粉各 60 克，生地黄、茯苓、当归、菟丝子、覆盆子、枸杞子、车前子、粉萆薢、海螵蛸、茜草、通天草、淫羊藿、藕节、蒲黄各 90 克，灵芝 100 克，大黄炭、三七粉、炮姜炭各 30 克，阿胶、鹿角胶各 250 克，蜂蜜 300 克，黄酒适量。

【制法】将上述药物（除三七粉、紫河车粉、阿胶、鹿角胶、蜂蜜、黄酒外）加适量水煎煮 3 次，将这 3 次煎液过滤去渣取汁合并，加热浓缩成清膏。阿胶、鹿角胶加黄酒浸泡后隔水炖烊，冲入清膏中和匀。最后加蜂蜜收膏，膏滋将成时加入紫河车粉和三七粉调匀即成。

【用法】每日 2 次，每次 15 ~ 20 克，温开水冲服。

【功效】清热利湿。

【适用人群】肾气不足、湿热下注型慢性尿路感染患者。

山药冬瓜皮膏

【原料】淮山药、赤小豆、生薏苡仁各 250 克，陈皮、茯苓、车前子（包煎）、泽泻各 150 克，夏枯草、田基黄、垂盆草、蒲公英、决明子、炒黄芩、苍术、白术、白芍各 200 克，川连 60 克，绿茶、生甘草各 50 克，冬瓜皮、白糖各 300 克。

【制法】将上述药物（除白糖外）加冷水浸泡 2 小时，加适量水煎煮 3 次，每次 40 分钟，将这 3 次滤液合并，去除沉淀物，加热浓缩成清膏。最后加入炒制过的白糖收膏。

【用法】每次 20 克，每日 2 次，温开水冲服。

【功效】清热化湿。

【适用人群】湿热体质患者。

第十章

经典传世膏方

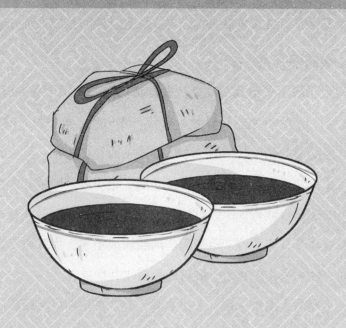

第一节　强身健体膏方

强身健体膏方作为一种深植传统的中药配方，旨在促进身体健康、增强体质，为人体提供持久而综合的保健支持。植根于传统中医药理念，这一类膏方汇聚了多种珍贵的草本成分，通过调理体内的气血、平衡阴阳，达到强身健体的目的。

这类膏方的独特之处在于其注重整体性的健康观念，旨在帮助个体建立健康的生活基石。通过中药的独特功效，强身健体膏方可以缓解疲劳、增强免疫力，还可以提升身体的整体抵抗力。

柔筋强骨膏

【原料】熟地黄 200 克，九香虫、阿胶、锁阳各 60 克，钩藤 150 克，松节 90 克，补骨脂、白芍、鹿角胶、龟甲胶、蜂蜜各 100 克，伸筋草、桑枝、独活、木瓜、威灵仙各 120 克，黄酒适量。

【制法】将上述药物（除鹿角胶、龟甲胶、阿胶、蜂蜜、黄酒外）加适量水煎煮 3 次，过滤去渣取汁，将这 3 次煎液合并，加热浓缩成清膏。鹿角胶、龟甲胶、阿胶研成粗末，加黄酒浸泡后隔水炖烊，冲入清膏中和匀。最后加蜂蜜收膏即成。

【用法】温水兑服，一次 2 匙，前 2 个星期早晚饭后各 1 次，后 2 个星期隔一日的中饭后服用 1 次，连续服用 1 个月。

【功效】养血柔筋，补肾壮阳。

【适用证】腰膝酸软。

益气强身膏

【原料】生黄芪、党参、赤芍、白芍、白术、山药各 100 克，川芎、当归、红花、青皮、陈皮、柴胡、生蒲黄（包煎）、丹参、升麻、茯苓、三七粉、香附、防风、神曲、山楂、牛膝、枳壳、牡丹皮、延胡索、泽兰叶各 50 克，生地黄、麦冬各 60 克，桃仁 40 克，乌药、炙甘草各 30 克，鳖甲胶 200 克，冰糖 500 克，黄酒适量。

【制法】将上述药物（除鳖甲胶、三七粉、冰糖、黄酒外）加适量水煎煮 3 次，将这 3 次煎液过滤去渣取汁合并，加热浓缩成清膏。鳖甲胶加黄酒浸泡后隔水炖烊，冲入清膏中和匀。最后加冰糖收膏，膏滋将成时，放入三七粉调匀即可。

【用法】每日 2 次，每次 15 ~ 20 克，温开水冲服。

【功效】益气强身。

【适用证】畏寒自汗、易于感冒、倦怠无力等。

补骨强身膏

【原料】潞党参、当归、丹参、熟地黄、杜仲、补骨脂各 100 克，冰糖、紫河车粉、大枣、阿胶各 250 克，大茴香 50 克，生黄芪 150 克，猪脊骨 1000 克，黄酒适量。

【制法】将上述药材（除紫河车粉、阿胶、猪脊骨、冰糖、黄酒外）加适量水煎煮 3 次，将这 3 次煎液过滤去渣取汁合并，加热浓缩成清膏。取猪脊骨加适量水煎煮取汁，冲入清膏中和匀。阿胶加黄酒浸泡后隔水炖烊，也冲入清膏中和匀。最后加冰糖收膏，膏滋将成时，加入紫河车粉调匀即成。

【用法】每日 2 次，每次 15 ～ 30 克，温开水冲服。

【功效】补肝益肾。

【适用证】强筋健骨。

益气活血膏

【原料】炙黄芪、丹参、党参、熟地黄、白芍、川牛膝各 200 克，菟丝子、核桃仁、地龙、大枣、赤芍、当归、川芎、生晒参、桃仁各 150 克，红花 90 克，鸡血藤 300 克，桂枝 100 克，甘草、陈皮各 120 克，紫河车、阿胶各 250 克，麦芽糖 500 克，黄酒适量。

【制法】将上述药物（除生晒参、紫河车、核桃仁、阿胶、麦芽糖、黄酒外）加适量水煎煮 3 次，将这 3 次煎液过滤去渣取汁合并，加热浓缩成清膏。将生晒参、紫河车、核桃仁研成末，阿胶加黄酒浸泡后隔水炖烊，均兑入清膏中和匀。最后加入麦芽糖收膏。

【用法】每日 2 次，每次 15 ～ 20 克，温开水冲服。

【功效】益气养营，活血行瘀。

【适用证】脉络瘀阻型痿症。

调元百补膏

【原料】当归（酒洗）、生地黄、熟地黄、人参、地骨皮、莲子肉各 120 克，枸杞子 300 克，白芍（用米粉炒）200 克，五味子、炒白术、薏苡仁（用米粉炒）各 30 克，麦冬、淮山药各 150 克，茯苓（去皮）360 克，贝母（去心）、甘草各 90 克，琥珀 4 克，熟蜜适量。

【制法】将上述药物（除熟蜜外）锉成细末，和足水 5 升，微火煎之，如干，再加水 5 升。如此 4 次，滤去滓，取汁，文武火熬之，待减去三分。每500毫升药液加炼净熟蜜120克（春加150克，夏加180克），共熬成膏。

【用法】每日2次，每次30克，白汤调下。

【功效】养血和中，宁嗽化痰。

【适用证】五劳七伤、诸虚劳极、元气不足等。

第二节　美容养颜膏方

美容养颜膏方融合了多种中草药珍品，借助千年中医美容理念，能够激发肌肤自身的健康与活力。

在这类膏方的配方中，每一种中草药都是精挑细选的，其功效相互协同，旨在解决肌肤的根本问题。

美容祛斑膏

【原料】黄芪、桃仁、红花、赤芍、茯苓、益母草、当归、白芍、生地黄、阿胶、陈皮、饴糖各200克，丹参、川芎各150克，柴胡、枳壳、合欢皮、炙甘草各100克，黄酒500毫升。

【制法】将上述药物（除阿胶、饴糖、黄酒外）加水煮取3次，去渣，合并滤液，加热浓缩为清膏。再将阿胶加入黄酒中隔水炖烊，加入清膏和匀。最后加入饴糖小火收膏，以滴水成珠为度。

【用法】每日2次，每次20克，早晚各1次开水冲服。

【功效】淡化色斑。

【适用证】黄褐斑。

四物美白膏

【原料】熟地黄、芍药、陈皮、大枣、阿胶、蜂蜜、当归、黄芪、丹参、红花、桃仁、杏仁、益母草、人参、车前子、党参、五味子、楮实子、女贞子、菟丝子各 200 克，黄连、川芎、柴胡、炙甘草各 100 克，白术、升麻各 150 克。

【制法】先将人参单煎，再将其他药材（除阿胶、蜂蜜外）加水煮取 3 次，去渣，合并滤液，加热浓缩为清膏。再将阿胶隔水炖烊，加入清膏和匀。最后加入蜂蜜小火收膏，以滴水成珠为度。

【用法】每日 2 次，每次 20 克，早晚开水冲服。

【功效】补血补阳。

【适用证】皮肤不白皙或黄褐斑。

补肾理气膏

【原料】熟地黄、茯苓、黄芪、枸杞子、怀牛膝、炒鸡内金、核桃肉、鹿角胶、龟甲胶、阿胶、蜂蜜、山药、车前子、山萸肉、炒薏苡仁、丹参、菟丝子、独活、陈皮、茯苓、芡实各 200 克，石斛、龙骨各 300 克，炒白术、升麻、莲须各 150 克，人参 50 克，五味子、砂仁各 100 克，黄酒 500 毫升。

【制法】先将人参单煎，核桃肉捣碎。再将其他药材（除鹿角胶、阿胶、龟甲胶、蜂蜜、黄酒外）加水煮取 3 次，去渣，合并滤液，加热浓缩为清膏。再将龟甲胶、鹿角胶、阿胶加入黄酒后隔水炖烊，将人参、核桃肉加入清膏和匀。最后加入蜂蜜小火收膏，以滴水成珠为度。

【用法】每日 2 次，每次 20 克，于早晚空腹开水冲化后服用。

【功效】益气养血。

【适用证】面色晦暗或暗灰等。

疏肝健脾祛痘膏

【原料】柴胡、炙甘草、香附、厚朴、炒山楂、炒神曲、炒麦芽各 100 克，白芍、薏苡仁、龟甲胶、阿胶、蜂蜜、山药、五味子、制何首乌、枸杞子、鸡血藤、当归、灵芝、石斛、茯苓、浙贝母、炒鸡内金各 200 克，炒枳壳、苍术、炒白术、姜半夏、漏芦、北沙参、合欢花、玫瑰花、丹参各 150 克，川芎 120 克，西红花 10 克，黄酒 500 毫升。

【制法】先将灵芝单煎，石斛、西红花另煎。再将其他药材（除龟甲胶、阿胶、蜂蜜、黄酒外）加水煮取 3 次，去渣，合并滤液，加热浓缩为清膏。接着将龟甲胶、鹿角胶、阿胶加入黄酒后隔水炖烊，将灵芝、石斛、西红花加入清膏搅匀。最后加入蜂蜜小火收膏，以滴水成珠为度。

【用法】每日 2 次，每次 20 克，早晚各 1 次开水冲服。

【功效】益气健脾。

【适用证】面部痤疮。

祛风润燥美白膏

【原料】白芷、白蔹、杏仁、沉香、白及、蔓荆子、白附子各 100 克，白茯苓、桃仁、薏苡仁、香附、鹿角胶、蜂蜜各 200 克，白术 150 克，黄酒 500 毫升。

【制法】将上述药物（除鹿角胶、蜂蜜、黄酒外）加水煮取 3 次，去渣，合并滤液，加热浓缩为清膏。再将鹿角胶加入黄酒后隔水炖烊，加入清膏和匀。最后加入蜂蜜小火收膏，以滴水成珠为度。

【用法】每日 2 次，每次 20 克，早晚开水冲服。

【功效】淡化斑点。

【适用证】面部暗黄不白皙、伴有色斑等。

第三节　延年益寿膏方

延年益寿膏方蕴含着千百年来传承下来的智慧和经验，是一份珍贵的礼物。其独特的配方汇聚了大量珍贵的中草药成分，致力于调和身体的阴阳平衡，激发身体各系统的和谐运行。

补气膏

【原料】人参、砂仁、炙甘草各 100 克，茯苓、白术、山药各 200 克，黄芪 300 克，陈皮 150 克。

【制法】将上述药物浸泡 1 小时，水煎 3 次，分次过滤去渣，将滤液合并，用小火煎熬，浓缩至膏状。

【用法】口服。每次 15 ~ 20 克，每日 2 次，早晚饭后各 1 次，用温开水冲服。

【功效】补中益气。

【适用证】气虚自汗、痈疽不起、四肢乏力等。

益寿膏

【原料】熟地黄、山药、山茱萸、云茯苓、粉丹皮、福泽泻、大麦冬、五味子各60克，阿胶6克，黄酒、炼蜜各适量。

【制法】将上述药物（除阿胶、黄酒、炼蜜外）加适量水煎煮3次，滤汁去渣，合并3次煎液，加热浓缩为清膏。再将阿胶加黄酒浸泡后隔水炖烊，冲入清膏中和匀，最后加入适量炼蜜和匀，小火收膏。

【用法】每次10克，1日2次，温开水冲服。

【功效】滋肾养肺，固气益寿。

【适用证】气血不足、五脏亏损、体质虚弱等。

桑葚膏

【原料】黑桑葚、黑大豆、山药各300克，枸杞子、丹皮、熟地黄各200克，山萸肉250克，菟丝子、芫蔚子、龟甲胶各100克，泽泻150克。

【制法】将上述药材（除龟甲胶外）用冷水浸泡2小时，入锅加水煎煮3次，每次1小时，榨渣取汁，合并滤汁，去沉淀物，加热浓缩成清膏。龟甲胶隔水炖烊，冲入清膏中，和匀。

【用法】每次15～20克，每日2次，早晚饭后各一次，用温开水冲服。

【功效】滋阴补血，补肝益肾。

【适用证】身体消瘦、腰膝酸软、潮热盗汗等。

参鹿补膏

【原料】砂糖1290克，红参80克，鹿肉100克，锁阳200克，淫羊藿 300 克，续断 200 克，制狗脊 300 克，墨旱莲 400 克，制玉竹 100 克，仙鹤草 400 克，鸡血藤 800 克，女贞子（制）600 克，党参 200 克，麸炒白术 300 克，熟地黄 400 克。

【制法】先将红参水煎 2 次，每次 3～4 小时，鹿肉水煎 4 小时左右，再将参渣、鹿肉渣与剩余其他药同煎 2 次，每次 3～4 小时。将药汁分别过滤、澄清，混合后浓缩即得膏。再将砂糖加水进行加热烊化，过滤后与膏混合，贮瓶封存。

【用法】口服。每次 15～20 克，每日 2 次，早晚饭后各 1 次，用温开水冲服。

【功效】益气补肾。

【适用证】腰膝酸软、头昏耳鸣、夜尿频多等。

扶元益阴膏

【原料】党参、炒白术、茯苓各 200 克，当归身、鹿角胶、地骨皮各 150 克，酒炒白芍、丹皮、砂仁、银柴胡、薄荷、制香附各 100 克。

【制法】将上述药物（除炼蜜、鹿角胶外）加水熬透，去渣，熬浓，加入鹿角胶溶化，兑炼蜜为膏。

【用法】口服。每次 15～20 克，每日 2 次，早晚饭后各 1 次，用温开水冲服。

【功效】益气健脾，温补肾阳。

【适用证】头晕目眩、精神不振、腰膝酸软、耳鸣耳聋等。

八仙长寿膏

【原料】熟地黄 240 克，酒炒山茱萸、炒山药各 120 克，酒炒丹皮、白茯苓、淡盐水炒泽泻、麦冬各 90 克，五味子 60 克，炼蜜适量。

【制法】将上述药材（除炼蜜外）粉碎，加适量水煎熬 3 次，分次过滤，去渣滤清，将这 3 次滤液合并，浓缩至膏状。加入炼蜜，小火收膏，以滴水成珠为度。

【用法】每 30 克膏汁加炼蜜 30 克成膏。每次 15 克，每日 2 次。

【功效】生津益血，祛病延年。

【适用证】阴虚火旺、咳嗽吐血等。

松子核桃膏

【原料】松子仁、蜂蜜各 200 克，黑芝麻、核桃仁各 100 克，黄酒 500 毫升。

【制法】将松子仁、黑芝麻、核桃仁同捣为膏状，入砂锅中，加入黄酒，小火煮沸约 10 分钟，倒入蜂蜜，搅拌均匀，继续熬煮收膏，冷却装瓶备用。

【用法】每日 2 次，每次服食 1 汤匙，温开水送服。

【功效】滋润五脏，益气养血。

【适用证】肺肾亏虚、久咳不止、腰膝酸软、头晕目眩等。

菊花延龄膏

【原料】鲜杭白菊花瓣 500 克，冰糖 250 克。

【制法】将杭白菊花瓣用水熬透，共煎 3 次，去渣再用小火熬成浓汁，加入冰糖收膏。

【用法】每次服用 12 克，每日 2 次，温开水冲服。

【功效】轻身养目，延年益寿。

【适用证】目皮艰涩。